现代神经内科

治疗思维与实践

主编　于春华　赵晓丹　张　杰　朱　娜

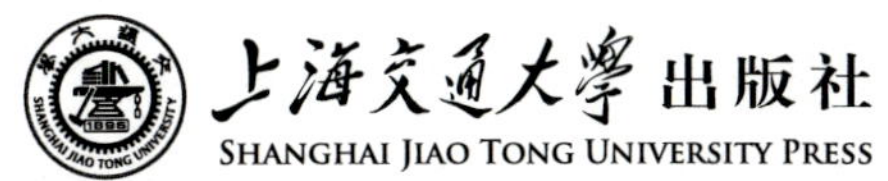

内容提要

本书以神经系统疾病的诊疗方案为重点，详细介绍了临床常见的神经内科疾病，针对每种疾病的概念、病因、病机、临床表现、诊断与鉴别诊断、治疗及预后等内容进行细致讲解。本书适合神经内科基层医务工作者、实习医师及医学院校在校学生阅读参考。

图书在版编目（CIP）数据

现代神经内科治疗思维与实践 / 于春华等主编.
上海 : 上海交通大学出版社，2024.8. -- ISBN 978-7-313-31802-2

Ⅰ. R741.05

中国国家版本馆CIP数据核字第20245WU555号

现代神经内科治疗思维与实践

XIANDAI SHENJING NEIKE ZHILIAO SIWEI YU SHIJIAN

主　　编：于春华　赵晓丹　张　杰　朱　娜

出版发行：上海交通大学出版社
地　　址：上海市番禺路951号
邮政编码：200030
电　　话：021-64071208
印　　制：广东虎彩云印刷有限公司
经　　销：全国新华书店
开　　本：710mm × 1000mm　1/16
印　　张：11.75
字　　数：204千字
插　　页：2
版　　次：2024年8月第1版
印　　次：2024年8月第1次印刷
书　　号：ISBN 978-7-313-31802-2
定　　价：198.00元

编委会

◎ 主　编

于春华　赵晓丹　张　杰　朱　娜

◎ 副主编

丑　靖　宁方敏　张文娟　康卓君

◎ 编　委（按姓氏笔画排序）

于春华（山东省海阳市人民医院）

丑　靖（中南大学湘雅三医院）

宁方敏（山东省宁阳县第二人民医院）

朱　娜（山东省青州市人民医院）

任景菊（山东省金乡宏大医院）

张　杰（山东省邹平市人民医院）

张文娟（山东中医药大学）

赵晓丹（山东省金乡县人民医院）

康卓君（四川省成都市中西医结合医院）

蒋　涵（山东省鱼台县人民医院）

前言

神经系统疾病学是一门综合性很强的学科，涉及精神医学、老年医学、神经外科学、骨科学、眼科学、耳鼻喉科学以及内科学各专业。神经精神疾病具有隐匿性、复杂性及特殊性，其临床病因复杂、较难确诊，尤其治疗更加困难。随着社会的发展和生活水平的提高，人类寿命逐渐延长，人口老龄化的进程加快，神经精神疾病的发病率也逐渐升高，脑血管病、帕金森病、痴呆症等老年病，焦虑、抑郁、恐惧等心理精神疾病，疼痛、瘫痪等残疾严重危害和影响人类健康和生活质量。

进入20世纪以来，神经病学作为医学科学的一个重要分支得到了飞速的发展，神经内科已经成为各级综合医院的重要学科之一。许多神经内科疾病诊疗上的难点和盲点逐步被攻克和改善，也使得神经系统疾病的检查、诊断和治疗更加科学、有效、规范化。作为神经内科医师，如何从当今这个科技与知识爆炸式增长的时代获取有用的医疗信息，使自己能够快速成长为一名合格的专科医师，需要自己不断地去学习、去实践、去总结。为帮助广大神经内科医师适应时代发展、提高临床诊疗水平，我们特组织编写了《现代神经内科治疗思维与实践》一书，以期展现神经内科疾病诊疗领域的新成果，更好地为临床服务。

本书从临床实际出发，力求用最简洁的方式介绍神经系统疾病的诊疗方案。重点介绍了脑神经疾病、脊神经疾病、自主神经疾病、神经-肌肉接头和肌肉疾病、脊髓疾病及脱髓鞘疾病，针对每种疾病的概念、病因、病机、临床表现、诊断与鉴别诊断、治疗及预后等内容进行详细讲解。本书基本反映了神经内科领域中的最新进展，其概念清晰明确，方法新颖实用，表述深入浅出、重点突出，且语言流畅、结构严谨，可供神经内科基层医务工作者、实习医师及在校学生借鉴和参考。

由于我们的学识水平有限，加之编写时间仓促，书中难免存在不足之处，殷切希望广大读者予以批评指正。

《现代神经内科治疗思维与实践》编委会

2023 年 8 月

目录

第一章

脑神经疾病

第一节 面肌痉挛

一、概述

面肌痉挛又称面肌抽搐，以一侧面肌阵发性不自主抽动为表现。发病率约为 64/10 万。

二、病因与病理生理

病因未明。多数认为是面神经行程的某一部位受到刺激或压迫导致异位兴奋或为突触传导所致，邻近血管压迫较多见。

三、诊断步骤

(一)病史采集要点

1.起病情况

慢性起病，多见于中老年人，女性多见。

2.主要临床表现

从眼轮匝肌的轻微间歇性抽动开始，逐渐扩散至口角、一侧面肌，严重时可累及同侧颈阔肌。疲劳、精神紧张可诱发症状加剧，入睡后抽搐停止。

3.既往病史

少数患者曾有面神经炎病史。

(二)体格检查要点

(1)一般情况好。

(2)神经系统检查：可见一侧面肌阵发性不自主抽搐，无其他阳性体征。

(三)门诊资料分析

根据典型的临床表现和无其他阳性体征,可以做出诊断。

(四)进一步检查项目

在必要时可行下列检查。

(1)肌电图:可见肌纤维震颤和肌束震颤波。

(2)脑电图检查:结果正常。

(3)极少数患者的颅脑 MRI 可以发现小血管对面神经的压迫。

四、诊断对策

(一)诊断要点

一侧面肌阵发性抽动、无神经系统阳性体征可以诊断。

(二)鉴别诊断要点

1.继发性面肌痉挛

炎症、肿瘤、血管性疾病、外伤等均可出现面肌痉挛,但常常伴有其他神经系统阳性体征,不难鉴别,颅脑 CT/MRI 检查可以帮助明确诊断。

2.部分运动性发作癫痫

面肌抽搐幅度较大,多伴有头颈、肢体的抽搐。脑电图可有癫痫波发放,颅脑 CT/MRI 可有阳性发现。

3.眼睑痉挛-口下颌肌张力障碍综合征(美格综合征)

多见于老年女性,双侧眼睑痉挛,伴有口舌、面肌、下颌和颈部的肌张力障碍。

4.舞蹈病

可出现双侧性面肌抽动,伴有躯干、四肢的不自主运动。

5.习惯性面肌抽搐

多见于儿童和青少年,为短暂的面肌收缩,常为双侧,可由意志力短时控制,发病和精神因素有关。肌电图和脑电图正常。

6.功能性眼睑痉挛

多见于中年以上女性,局限于双侧的眼睑,不累及下半面部。

五、治疗对策

(一)治疗原则

消除痉挛,病因治疗。

(二)治疗计划

1.药物治疗

药物治疗可用抗癫痫药或镇静药,如卡马西平开始每次 0.1 g,每天 2～3 次,口服,逐渐增加剂量,最大量不能超过 1.2 g/d;巴氯芬开始每次 5 mg,每天 2～3 次,口服,以后逐渐增加剂量至30～40 mg/d,最大量不超过 80 mg/d;氯硝西泮,0.5～6 mg/d,维生素 B_{12},每次 500 μg,每天3 次,口服,可酌情选用。

2.A 型肉毒素(BTX-A)注射治疗

本法是目前最安全有效的治疗方法。BTX-A 作用于局部胆碱能神经末梢的突触前膜,抑制乙酰胆碱囊泡的释放,减弱肌肉收缩力,缓解肌肉痉挛。根据受累的肌肉可注射于眼轮匝肌、颊肌、颧肌、口轮匝肌、颏肌等,不良反应有注射侧面瘫、视蒙、暴露性角膜炎等。疗效可维持 3～6 个月,复发可重复注射。

3.面神经梳理术

通过手术对茎乳孔内的面神经主干进行梳理,可缓解症状,但有不同程度的面瘫,数月后可能复发。

4.面神经阻滞

可用酒精、维生素 B_{12} 等对面神经主干或分支注射以缓解症状。伴有面瘫,复发后可重复治疗。

5.微血管减压术

通过手术将面神经和相接触的微血管隔开以解除症状,并发症有面瘫、听力下降等。

(三)治疗方案的选择

对于早期症状轻的患者可先予以药物治疗,效果欠佳可用 BTX-A 局部注射治疗,无禁忌证也可考虑手术治疗。

六、病程观察及处理

定期复诊,记录治疗前后的痉挛强度分级的评分(0 级无痉挛;1 级外部刺激引起瞬目增多;2 级轻度,眼睑面肌轻微颤动,无功能障碍;3 级中度,痉挛明显,有轻微功能障碍;4 级重度,严重痉挛和功能障碍,如行走困难、不能阅读等)变化,评估疗效。

七、预后评估

本症一般不会自愈,积极治疗疗效满意,如 BTX-A 注射治疗的有效率高达 95%以上。

第二节　三叉神经痛

三叉神经痛是指三叉神经分布范围内反复发作短暂性剧烈疼痛，分为原发性及继发性两种。前者病因未明，可能是某些致病因素使三叉神经脱髓鞘而产生异位冲动或伪突触传递。继发性三叉神经痛常见原因有鼻咽癌颅底转移、颅中窝脑膜瘤、听神经瘤、半月节肿瘤、动脉瘤压迫、颅底骨折、脑膜炎、颅底蛛网膜炎、三叉神经节水痘-带状疱疹病毒感染等。

一、病因与发病机制

近年来，由于显微血管减压术的开展，认为三叉神经痛的病因是邻近血管压迫了三叉神经根所致。绝大部分为小脑上动脉从三叉神经根的上方或内上方压迫了神经根，少数为小脑前下动脉从三叉神经根的下方压迫了神经根。血管对神经的压迫，使神经纤维挤压在一起，逐渐使其发生脱髓鞘改变，从而引起相邻纤维之间的短路现象，轻微的刺激即可形成一系列的冲动通过短路传入中枢，引起一阵阵剧烈的疼痛。

二、临床表现

多发生于40岁以上，女略多于男，多为单侧发病。突发闪电样、刀割样、钻顶样、烧灼样剧痛，严格限三叉神经感觉支配区内，伴有面部抽搐，又称“痛性抽搐”，每次发作持续数秒钟至1～2分钟即骤然停止，间歇期无任何疼痛。在疲劳或紧张时发作较频。

三、治疗原则

三叉神经痛，无论原发性或继发性，在未明确病因或难以查出病因的情况下均可用药物治疗或封闭治疗，以缓解症状，倘若一旦确诊病因，应针对病因治疗，除非因高龄、身患严重疾病等因素难以接受者或病因去除治疗后仍疼痛发作，可继续采用药物治疗或封闭疗法。若服药不良反应大者亦可先选择封闭疗法。

四、治疗

(一)药物治疗

三叉神经痛的药物治疗，主要用于患者发病初期或症状较轻者。经过一段时间的药物治疗，部分患者可达到完全治愈或症状得到缓解，表现在发作程度减轻、发作次数减少。

目前应用最广泛的、最有效的药物是抗癫痫药。在用药方面应根据患者的具体情况进行具体分析，各药可单独使用，亦可互相联合应用。在采用药物治疗过程中，应特别注意各种药物的不良反应，进行必要的检测，以免发生不良反应。

1.卡马西平

该药对三叉神经脊束核及丘脑中央内侧核部位的突触传导有显著的抑制作用。用药达到有效治疗量后多数患者于24小时内发作性疼痛即消失或明显减轻，文献报道，卡马西平可使70%以上的患者完全止痛，20%患者疼痛缓解，此药需长期服用才能维持疗效，多数停药后疼痛再现。不少患者服药后疗效有时会逐渐下降，需加大剂量。此药不能根治三叉神经痛，复发者再次服用仍有效。

用法与用量：口服开始时一次0.1～0.2 g，每天1～2次，然后逐日增加0.1 g。每天最大剂量不超过1.6 g，取得疗效后，可逐日逐次地减量，维持在最小有效量。如最大剂量应用2周后疼痛仍不消失或减轻时，则应停止服用，改用其他药物或治疗方法。

不良反应有眩晕、嗜睡、步态不稳、恶心，数天后消失，偶有白细胞减少、皮疹，可停药。

2.苯妥英钠

苯妥英钠为一种抗癫痫药，在未开始应用卡马西平之前，该药曾被认为是治疗三叉神经痛的首选药物，本药疗效不如卡马西平，止痛效果不完全，长期使用止痛效果减弱，因此，目前已列为第二位选用药物。

本品主要通过增高周围神经对电刺激的兴奋阈值及抑制脑干三叉神经脊髓束的突触间传导而起作用。其疗效仅次于卡马西平，文献报道有效率为88%～96%，但需长期用药，停药后易复发。

用法与用量：成人开始时每次0.1 g，每天3次口服。如用药后疼痛不缓解，可加大剂量到每天0.2 g，每天3次，但最大剂量每天不超过0.8 g。取得疗效后再逐渐递减剂量，以最小量维持。肌内注射或静脉注射：一次0.125～0.25 g，每天总量不超过0.5 g。临用时用等渗盐水溶解后方可使用。

不良反应为长期服用该药或剂量过大，可出现头痛、头晕、嗜睡、共济失调以及神经性震颤等。一般减量或停药后可自行恢复。本品对胃有刺激性，易引起厌食、恶心、呕吐及上腹痛等症状。饭后服用可减轻上述症状。长期服用可出现黏膜溃疡，多见于口腔及生殖器，并可引起牙龈增生，同时服用钙盐及抗过敏药可减轻症状。苯妥英钠可引起白细胞数减少、视力减退等。大剂量静脉注射,可引起心肌收缩力减弱、血管扩张、血压下降,严重时可引起心脏传导阻滞,心脏骤停。

3.氯硝西泮

本品为抗癫痫药物,对三叉神经痛也有一定疗效。服药 4～12 天,血浆药浓度达到稳定水平,为30～60 μg/mL。口服氯硝西泮后,30～60 分钟作用逐渐显著,维持 6～8 小时,一般在最初 2 周内可达最大效应,其效果次于卡马西平和苯妥英钠。

用法与用量:氯硝西泮药效强,开始每天 1 mg,分 3 次服,即可产生治疗效果。而后每 3 天调整药量0.5～1 mg,直至达到满意的治疗效果,至维持剂量为每天 3～12 mg。最大剂量为每天 20 mg。

不良反应有嗜睡、行为障碍、共济失调、眩晕、言语不清、肌张力低下等,对肝肾功能也有一定的损害,有明显肝脏疾病者禁用。

4.山莨菪碱

山莨菪碱为从我国特产茄科植物山莨菪中提取的一种生物碱,其作用与阿托品相似,可使平滑肌松弛,解除血管痉挛(尤其是微血管),同时具有镇痛作用。本药对治疗三叉神经痛有一定疗效,近期效果满意,据文献报道有效率为 76.1%～78.4%,止痛时间一般为 2～6 个月,个别达5 年之久。

用法与用量。①口服:每次 5～10 mg,每天 3 次,或每次 20～30 mg,每天 1 次。②肌内注射:每次10 mg,每天 2～3 次,待疼痛减轻或疼痛发作次数减少后改为每次 10 mg,每天一次。

不良反应有口干、面红、轻度扩瞳、排尿困难、视近物模糊及心率增快等反应。以上反应多在1～3小时内消失,长期用药不会蓄积中毒。有青光眼和心脏病患者忌用。

5.巴氯芬

巴氯芬化学名[β-(P-氯苯基)γ-氨基丁酸]是抑制性神经递质 γ-氨基丁酸的类似物,临床试验研究表明本品能缓解三叉神经痛。用法:巴氯芬开始每次 10 mg,每天 3 次,隔天增加每天10 mg,直到治疗的第2 周结束时,将用量递增至每天 60～80 mg。每天平均维持量:单用者为50～60 mg,与卡马西平或苯妥英钠合用者为 30～40 mg。文献报道,治疗三叉神经痛的近期疗效,巴氯芬与卡马西平几乎相同,但远期疗效不如卡马西平,巴氯芬与卡马西平或苯妥英钠均具有协同作用,且比卡马西平更安全,这一特点使巴氯芬在治疗三叉神经痛方面颇受欢迎。

6.麻黄碱

本品可以兴奋脑啡肽系统，因而具有镇痛作用，其镇痛程度为吗啡的1/12～1/7。用法：每次30 mg，肌内注射，每天2次。甲亢、高血压、动脉硬化、心绞痛等患者禁用。

7.硫酸镁

本品在眶上孔或眶下孔注射可治疗三叉神经痛。

8.维生素 B_{12}

文献报道，用大剂量维生素 B_{12}，对治疗三叉神经痛确有较好疗效。方法：维生素 B_{12} 4 000 μg加维生素 B_1 200 mg加2%普鲁卡因4 mL对准扳机点做深浅上下左右四点式注药，对放射的始端做深层肌下进药，放射的终点做浅层四点式进药，药量可根据疼痛轻重适量进入。但由于药物作用扳机点可能变位，治疗时可酌情根据变位更换进药部位。

9.哌咪清

文献报道，用其他药物治疗无效的顽固性三叉神经痛患者使用本品有效，且其疗效明显优于卡马西平。开始剂量为每天4 mg，逐渐增加至每天12～14 mg，分2次服用。不良反应以锥体外系反应较常见，亦可有口干、无力、失眠等。

10.维生素 B_1

在神经组织蛋白合成过程中起辅酶作用，参与胆碱代谢，其止痛效果差，只能作为辅助药物。用法与用量：①肌内注射每天1 mg，每天1次，10天后改为每周2～3次，持续3周为1个疗程。②三叉神经分支注射：根据疼痛部位可做眶上神经、眶下神经、上颌神经和下颌神经注射。剂量为每次500～1 000 μg，每周2～3次。③穴位注射：每次25～100 μg，每周2～3次。常用颊车、下关、四白及阿是穴等。

11.糖皮质激素（简称激素）

原发性三叉神经痛和继发性三叉神经痛的病例，其病理改变在光镜和电镜下都表现为三叉神经后根有脱髓鞘改变。在临床治疗中发现，许多用卡马西平、苯妥英钠等治疗无效的患者，改用泼尼松、地塞米松等治疗有效。这种激素治疗的原理与治疗脱髓鞘疾病相同，利用激素的免疫抑制作用达到治疗三叉神经痛的目的。由于各学者报道的病例少，只是对一部分卡马西平、苯妥英钠治疗无效者应用有效，其长期效果和机制有待进一步观察。剂量与用量：①泼尼松每次5 mg，每天3次。②地塞米松每次0.75 mg，每天3次。注射剂：每支5 mg，每次

5 mg,每天1次,肌内或静脉注射。

(二)神经封闭法

神经封闭法主要包括三叉神经半月节及其周围支酒精封闭术和半月节射频热凝法,其原理是通过酒精的化学作用或热凝的物理作用于三叉神经纤维,使其发生坏变,从而阻断神经传导达到止痛目的。

1.三叉神经酒精封闭法

封闭用酒精浓度80%左右(因封闭前注入局麻,故常用98%浓度)。

(1)眶上神经封闭:适用于三叉神经第1支痛。方法:患者取坐或卧位,位于眶上缘中内1/3交界处触及切迹,皮肤消毒及局麻后,用短细针头自切迹刺入皮肤直达骨面,找到骨孔后刺入,待患者出现放射痛时,先注入2%利多卡因0.5~1 mL,待眶上神经分布区针感消失,再缓慢注入酒精0.5 mL左右。

(2)眶下神经封闭:在眶下孔封闭三叉神经上颌支的眶下神经。适用于三叉神经第2支痛(主要疼痛局限在鼻旁、下眼睑、上唇等部位)。方法:患者取坐或卧位,位于距眶下缘约1 cm,距鼻中线3 cm,触及眶下孔,该孔走向与矢状面成40°~45°角,长约1 cm,故穿刺时针头由眶下孔做40°~45°角向外上、后进针,深度不超过1 cm,患者出现放射痛时,以下操作同眶上神经封闭。

(3)后上齿槽神经封闭:在上颌结节的后上齿槽孔处进行。其适用于三叉神经第二支痛(痛区局限在上磨牙及其外侧黏膜者)。方法:患者取坐或卧位,头转向健侧,穿刺点在颧弓下缘与齿槽嵴成角处,即相当于过眼眶外缘的垂线与颧骨下缘相交点,局部消毒后,先用左手指将附近皮肤向下前方拉紧,继之以4~5 cm长穿刺针自穿刺点稍向后上方刺入直达齿槽嵴的后侧骨面,然后紧贴骨面缓慢深入2 cm左右,即达后上齿槽孔处,先注入2%利多卡因,后再注入酒精。

(4)颏神经封闭:在下颌骨的颏孔处进行,适用于三叉神经第三支痛(主要局限在颏部、下唇)。方法:在下颌骨上、下缘间之中点相当于咬肌前缘和颏正中线之间中点找到颏孔,然后自后上方并与皮肤成45°角向前下进针刺入骨面,插入颏孔,以下操作同眶上神经封闭。

(5)上颌神经封闭:用于三叉神经第2支痛(痛区广泛及眶下神经封闭失效者)。上颌神经主干自圆孔穿出颅腔至翼腭窝。方法常用侧入法:穿刺点位于眼眶外缘至耳道间连线中点下方,穿刺针自该点垂直刺入深约4 cm,触及翼突板,继之退针2 cm左右稍改向前方15°角重新刺入,滑过翼板前缘,再深入0.5 cm即入翼腭窝内,患者有放射痛时,回抽无血后,先注入2%利多卡因,待上颌部感觉麻后,注入酒精1 mL。

(6)下颌神经封闭:用于三叉神经第 3 支痛(痛区广泛及眶下神经封闭失效者)。下颌神经主干自卵圆孔穿出。常用侧入法,穿刺点同上颌神经穿刺点,垂直进针达翼突板后,退针 2 cm 再改向上后方15°角进针,患者出现放射痛后,注药同上颌神经封闭。

(7)半月神经节封闭:用于三叉神经第 2、3 支痛或第 1、2、3 支痛,常用前入法:穿刺点在口角上方及外侧约 3 cm 处,自该点进针,方向后、上、内即正面看应对准向前直视的瞳孔,从侧面看朝颧弓中点,约进针 5 cm 处达颅底触及试探,当刺入卵圆孔时,患者即出现放射痛(下颌区),则再推进 0.5 cm,上颌部亦出现剧痛即确入半月节内。回抽无血、无脑脊液,先注入 2%利多卡因0.5 mL同侧面部麻木后,再缓慢注入酒精 0.5 mL。

2.三叉神经半月节射频热凝法

该法首先由 Sweat(1974)提出,它通过穿刺半月节插入电极后用电刺激确定电极位置,从而有选择地用射频温控定量灶性破坏法,达到止痛目的。方法如下。

(1)半月节穿刺:同半月节封闭术。

(2)电刺激:穿入成功后,插入电极通入 0.2～0.3 V,用 50～75 w/s 的方波电流,这时患者感觉有刺激区的蚁行感。

(3)射频温探破坏:电刺激准确定位后,打开射频发生器,产生射频电场,此时为进一步了解电极位置,可将温度控制在 42～44 ℃,这种电流可造成可逆性损伤并刺激产生疼痛,一旦电极位置无误,则可将温度增高,每次 5 ℃,增高至 60～80 ℃,每次 30～60 秒,在破坏第 1 支时,则稍缓慢加热并检查角膜反射。此方法有效率为 85%左右,但仍复发而不能根治。

3.三叉神经痛的 γ 刀放射疗法

1991 年,有学者利用 MRI 定位像输入 HP-9000 计算机,使用 Gamma plan 进行定位和定量计算,选择三叉神经感觉根进脑干区为靶点照射,达到缓解症状的目的,其疗效尚不明确。

五、护理

(一)护理评估

1.健康史评估

(1)原发性三叉神经痛是一种病因尚不明确的疾病。但三叉神经痛可继发于脑桥、小脑脚占位病变压迫三叉神经以及多发硬化等所致。因此,应询问患者是否患有多发硬化，检查有无占位性病变，每次面部疼痛有无诱因。

(2)评估患者年龄。此病多发生于中老年人。40岁以上起病者占70%～80%，女略多于男，比例为3∶1。

2.临床观察与评估

(1)评估疼痛的部位、性质、程度、时间。通常疼痛无预兆，大多数人单侧，开始和停止都很突然，间歇期可完全正常。发作表现为电击样、针刺样、刀割样或撕裂样的剧烈疼痛，每次数秒至2分钟。疼痛以面颊、上下颌及舌部最为明显；口角、鼻翼、颊部和舌部为敏感区。轻触即可诱发，称为扳机点；当碰及触发点如洗脸、刷牙时疼痛发作。或当因咀嚼、呵欠和讲话等引起疼痛。以致患者不敢做这些动作。表现为面色憔悴、精神抑郁和情绪低落。

(2)严重者伴有面部肌肉的反复性抽搐、口角牵向患侧，称为痛性抽搐。并可伴有面部发红、皮温增高、结膜充血和流泪等。严重者可昼夜发作，夜不成眠或睡后痛醒。

(3)病程可呈周期性。每次发作期可为数天、数周或数月不等；缓解期亦可数天至数年不等。病程越长，发作越频繁越重。神经系统检查一般无阳性体征。

(4)心理评估。使用焦虑量表评估患者的焦虑程度。

(二)患者问题

1.疼痛

疼痛主要由于三叉神经受损引起面颊、上下颌及舌疼痛。

2.焦虑

焦虑与疼痛反复、频繁发作有关。

(三)护理目标

(1)患者自感疼痛减轻或缓解。

(2)患者述舒适感增加，焦虑症状减轻。

(四)护理措施

1.治疗护理

(1)药物治疗：原发性三叉神经痛首选卡马西平治疗。其不良反应为头晕、嗜睡、口干、恶心、皮疹、再生障碍性贫血、肝功能损害、智力和体力衰弱等。护理者必须注意观察，每1～2个月复查肝功和血常规。偶有皮疹、肝功能损害和白细胞数减少，需停药；也可按医师建议单独或联合使用苯妥英钠、氯硝西泮、巴氯芬、野木瓜等治疗。

(2)封闭治疗:三叉神经封闭是注射药物于三叉神经分支或三叉神经半月节上,阻断其传导,导致面部感觉丧失,获得一段时间的止痛效果。注射药物有无水乙醇、甘油等。封闭术的止痛效果往往不够满意,远期疗效较差,还有可能引起角膜溃疡、失明、颅神经损害、动脉损伤等并发症。且对三叉神经第 1 支疼痛不适用。但对全身状况差不能耐受手术的患者、鉴别诊断以及为手术创造条件的过渡性治疗仍有一定的价值。

(3)经皮选择性半月神经节射频电凝治疗:在 X 线监视下或经 CT 导向将射频电极针经皮插入半月神经节,通电加热至 65～75 ℃维持 1 分钟,可选择性地破坏节后无髓鞘的传导痛温觉的 Aβ 和 C 细纤维,保留有髓鞘的传导触觉的 Aα 和粗纤维,疗效可达 90%以上,但有面部感觉异常、角膜炎、咀嚼无力、复视和带状疱疹等并发症。长期随访复发率为 21%～28%,但重复应用仍有效。本方法尤其适用于年老体弱不适合手术治疗的患者、手术治疗后复发者以及不愿意接受手术治疗的患者。

射频电凝治疗后并发症的观察护理:观察患者的恶心、呕吐反应,随时处理污物,遵医嘱补液补钾;询问患者有无局部皮肤感觉减退,观察其是否有同侧角膜反射迟钝、咀嚼无力、面部异样不适感觉。并注意给患者进餐软食,洗脸水温要适宜。如有术中穿刺方向偏内、偏深误伤视神经引起视力减退、复视等并发症,应积极遵医嘱给予治疗并防止患者活动摔伤、碰伤。

(4)外科治疗:①三叉神经周围支切除及抽除术,两者手术较简单,因神经再生而容易复发,故有效时间短,目前较少采用,仅限于第 1 支疼痛者姑息使用。②三叉神经感觉根切断术:经枕下入路三叉神经感觉根切断术,三叉神经痛均适用此种入路。手术操作较复杂、危险性大、术后反应较多,但常可发现病因,可很好保护运动根及保留部分面部和角膜触觉,复发率低,至今仍广泛使用。③三叉神经脊束切断术:此手术危险性太大,术后并发症严重,现很少采用。④微血管减压术:已知有 85%～96%的三叉神经痛患者是由于三叉神经根存在血管压迫所致,用手术方法将压迫神经的血管从三叉神经根部移开,疼痛则会消失,这就是微血管减压术,因为微血管减压术是针对三叉神经痛的主要病因进行治疗,去除血管对神经的压迫后,约 90%的患者疼痛可以完全消失,面部感觉完全保留,而达到根治的目的,微血管减压术可以保留三叉神经功能,运用显微外科技术进行手术,减小了手术创伤,很少遗留永久性神经功能障碍,术中手术探查可以发现引起三叉神经痛的少见病因,如影像学未发现的小肿瘤、蛛网膜增厚及粘连等,因而成为原发性三叉神经痛的首选手术治疗方法。三叉神经微血管减压术的手术适应证:正规药物治疗一段时间后,药物效果不明显或疗效明显减退的患者;药物过敏或严重不良反应不能耐受;疼痛严重,影响工作、生活和休息者。微血管减压术治疗三叉神经痛的临床有效率为90%～98%,影响其疗效的因素很多,其中压迫血管的类型、神经受压的程度及减压方式的不同对其临床治疗和预后的判断有着重要的意义。微血管减压术治疗三叉神经痛也存在5%～10%的复发率,不同术者和手术方法的不同差异很大。研究表明,患者的性别、年龄、疼痛的支数、疼痛部位、病程、近期疗效及压迫血管的类型可能与复发存在一定的联系。导致三叉神经痛术后复发的主要原因有病程>8年、静脉为压迫因素、术后无即刻症状消失者。三叉神经痛复发最多见于术后2年内,2年后复发率明显降低。

2.心理支持

由于本病为突然发作的反复的阵发性剧痛,易出现精神抑郁和情绪低落等表现,护士应关心、理解、体谅患者,帮助其减轻心理压力,增强战胜疾病的信心。

3.健康教育

指导患者生活有规律,合理休息、娱乐;鼓励患者运用指导式想象、听音乐、阅读报刊等分散注意力,消除紧张情绪。

第三节　舌咽神经痛

舌咽神经痛是一种出现于舌咽神经分布区的阵发性剧烈疼痛。疼痛的性质与三叉神经痛相似,本病远较三叉神经痛少见,为1∶(70～85)。

一、病因及发病机制

原发性舌咽神经痛的病因,迄今不明。可能为舌咽及迷走神经的脱髓鞘性病变引起舌咽神经的传入冲动与迷走神经之间发生“短路”所致。以致轻微的触觉刺激即可通过短路传入中枢,中枢传出的脉冲也可通过短路再传入中枢,这些脉冲达到一定总和时,即可激发上神经节及岩神经节、神经根而产生剧烈疼痛。近年来神经血管减压术的开展,发现舌咽神经痛患者椎动脉或小脑后下动脉压迫于舌咽及迷走神经上,解除压迫后症状缓解,这些患者的舌咽神经痛可能与血管压迫有关。造成舌咽神经根部受压的原因可能有多种情况,除血管因素外,还与小脑脑桥角周围的慢性炎症刺激，致蛛网膜炎性改变逐渐增厚，使血管与神经根相互紧靠，促成神经受压的过程。因为神经根部受增厚蛛网膜的粘连，动脉血管也受其粘连发生异位而固定于神经根部敏感区，致使神经受压而缺乏缓冲余地，引起神经的脱髓鞘改变。

继发性原因可能是脑桥小脑角或咽喉部肿瘤，颈部外伤，茎突过长、茎突舌骨韧带骨化等压迫刺激舌咽神经而诱发。

二、临床表现

舌咽神经痛多于中年起病，男女发病率无明显区别，左侧发病高于右侧，偶有双侧发病者。表现为发作性一侧咽部、扁桃体区及舌根部针刺样剧痛，突然开始，持续数秒至数十秒，发作期短，但疼痛难忍，可反射到同侧舌面或外耳深部，伴有唾液分泌增多。说话、反复吞咽、舌部运动、触摸患侧咽壁、扁桃体、舌根及下颌角均可引起发作。2%丁卡因麻醉咽部，可暂时减轻或止住疼痛。按疼痛的部位一般可分为2型。

(一)口咽型

疼痛区始于咽侧壁、扁桃体、软腭及舌后1/3，而后放射到耳区，此型最为多见。

(二)耳型

疼痛区始于外耳、外耳道及乳突，或介于下颌角与乳突之间，很少放射到咽侧，此型少见。疼痛程度轻重不一，有如电击、刀割、针刺，发作短暂，间歇期由数分钟到数月不等，少数甚至长达2～3年。一般发作期越来越短，痛的时间亦越来越长。严重时可放射到头顶和枕背部。个别患者发生昏厥，可能由于颈动脉窦神经过敏引起心脏停搏所致。

神经系统检查无阳性体征。

三、诊断

根据疼痛发作的性质和特点不难做出本病的临床诊断。有时为了进一步明确诊断，可刺激扁桃体窝的“扳机点”，能否诱发疼痛；或用1%丁卡因喷雾咽后壁、扁桃体窝等处，如能遏止发作，则可以证实诊断。如果经喷雾上述药物后，舌咽处的疼痛虽然消失，但耳痛却仍然保留，则可封闭颈静脉孔，若能收效，说明不仅为舌咽神经痛，而且有迷走神经的耳后支参与。

临床表现呈持续性疼痛或有神经系统阳性体征的患者，应当考虑为继发性舌咽神经痛，需要进一步检查明确病因。

四、鉴别诊断

临床上应与三叉神经痛、喉上神经痛、蝶腭神经痛及颅底、鼻咽部和小脑脑桥角肿瘤等病变引起的继发性舌咽神经痛相鉴别。

(一)三叉神经痛

两者的疼痛性质与发作情况完全相似，部位亦与其毗邻，三叉神经第3支疼痛时易与舌咽神经痛相混淆。二者的鉴别点为三叉神经痛位于三叉神经分布区、疼痛较浅表，“扳机点”在睑、唇或鼻翼；说话、洗脸、刮胡须可诱发疼痛发作。舌咽神经痛位于舌咽神经分布区，疼痛较深在，“扳机点”多在咽后壁、扁桃体窝、舌根；咀嚼、吞咽等动作常诱发疼痛发作。

(二)喉上神经痛

喉深部、舌根及喉上区间歇性疼痛，可放射到耳区和牙龈，说话和吞咽动作可以诱发，在舌骨大角间有压痛点。用1%丁卡因涂抹梨状窝区及舌骨大角处，或用2%普鲁卡因神经封闭，均能完全抑制疼痛等特点可与舌咽神经痛相鉴别。

(三)蝶腭神经节痛

此病的临床表现主要是在鼻根、眼眶周围、牙齿、颜面下部及颞部阵发性剧烈疼痛，其性质似刀割、烧灼及针刺样，并向颌、枕及耳部等放射。每天发作数次至数十次，每次持续数分钟至数小时不等。疼痛发作时多伴有流泪、流涕、畏光、眩晕和鼻塞等，有时伴有舌前1/3味觉减退。疼痛发作无明显诱因，也无“扳机点”。用1%丁卡因麻醉中鼻甲后上蝶腭神经节处，5～10分钟后疼痛即可消失为本病特点。

(四)继发性舌咽神经痛

颅底、鼻咽部及小脑脑桥角肿物或炎症等病变均可引起舌咽神经痛，但多呈持续性痛伴有其他颅神经障碍及神经系统局灶体征。X线颅底拍片，头颅CT扫描及MRI等影像学检查有助于寻找病因。

五、治疗

(一)药物治疗

卡马西平为最常用的药物，苯妥英钠也常用来治疗舌咽神经痛，其他的镇静止痛药物(地西泮、曲马多)及传统中草药对该病也有一定的疗效。有研究发现N-甲基-D-天冬氨酸(NMDA)受体在舌咽神经痛的发病机制中起一定作用，所以NMDA受体阻滞剂可有效地减轻疼痛，如氯胺酮。也有学者报道加巴喷丁可升高中枢神经系统5-HT水平，抑制痛觉，同时参与NMDA受体的调制，在神经病理性疼痛中发挥作用。这些药物为舌咽神经痛的药物治疗开辟了一个新领域。

(二)封闭疗法

维生素B_{12}和地塞米松等周围神经封闭偶有良效。有人用95%乙醇或5%酚甘油于颈静脉孔处行舌咽神经封闭。但舌咽神经与颈内动脉、静脉、迷走神经、副神经等相邻，封闭时易损伤周围神经血管，故应慎用。

(三)手术治疗

对发作频繁或疼痛剧烈者，若保守治疗无效可考虑手术治疗。常用的手术方式有以下几种。

1.微血管减压术(MVD)

国内外学者行血管减压术治疗本病收到了良好的效果，因此有学者认为采用神经血管减压术是最佳治疗方案。可保留神经功能，避免了神经切断术所致的病侧咽部干燥、感觉消失和复发之弊端。

2.经颅外入路舌咽神经切断术

术后复发率较高，建议对不能耐受开颅的患者可试用这种方法。

3.经颅舌咽神经切断术

如术中探查没有明显的血管压迫神经，则可选用舌咽神经切断术。

4.经皮穿刺射频热凝术

在CT引导下可大大减少其并发症的发生。另外舌咽神经传入纤维在脑桥处加入了三叉神经的下支，开颅在此毁损可阻止舌咽神经痛的传导通路。

六、预后

舌咽神经痛如不给予治疗，一般不会自然好转，疼痛发作次数频繁，严重影响患者的生活及工作。

第四节　前庭神经元炎

前庭神经元炎亦称为病毒性迷路炎、流行性神经迷路炎或急性迷路炎。常发生于上呼吸道感染后数天之内，临床特征为急性起病的眩晕、恶心、呕吐、眼球震颤和姿势不平衡。炎症仅限局于前庭系统，耳蜗和中枢神经系统均属正常，是一种不伴有听力障碍的眩晕病。

一、病因及发病机制

病因目前仍不明确，通常认为，前庭神经元炎患者发病前常有感染病史。Shimizu 等在57 例前庭神经元炎病例中测定血清各种病毒抗体水平，26 例显示病毒抗体效价升高达 4 倍以上，故推断此病与病毒感染有直接关系。Chen 等研究认为前庭神经元炎主要影响前庭神经上部，其支配水平半规管和前半规管，而后半规管和球囊的功能受前庭神经下部支配而不受影响。Goebel 等以解剖标本作研究认为，前庭神经上部的骨道相对较长，其和小动脉通过相对狭窄的通道，使前庭神经上部更易受到侵袭和可能起迷路缺血性损害。

另外，亦有报道认为，前庭神经遭受血管压迫或蛛网膜粘连，甚至可因内听道狭窄引起前庭神经缺氧变性而发病。Schuknecht 等(1981)认为，糖尿病可引起前庭神经元变性萎缩，导致眩晕反复发作。

二、病理生理

病理学研究显示，一些前庭神经元炎患者前庭神经切断后，可发现前庭神经有孤立或散在的退行性变和再生现象，神经纤维减少，节细胞空泡形成，神经内胶原沉积物增加。

三、临床表现

(1)本病多发生于中年人，两性发病率无明显差异。

(2)起病突然，病前有发热、上感或泌尿道感染病史，多为腮腺炎、麻疹及带状疱疹病毒引起。

(3)临床表现以眩晕最突出，头部转动时眩晕加剧，多于晚上睡醒时突然发作眩晕，数小时达到高峰，伴有恶心、呕吐，可持续数天或数周，多无耳鸣、耳聋，也有报道约 30%病例有耳蜗症状；严重者倾倒、恶心、呕吐、面色苍白。可以一家数人患病，亦有集体发病呈小流行现象。该病一般可以自愈，可能为仅有一次的发作，或在过了 12～18 个月后有几次后续发作；每次后续发作都不太严重，持续时间较短。

(4)病初有明显的自发性眼震，多为水平性和旋转性，快相向健侧。

(5)前庭功能检查显示单侧或双侧反应减弱，部分病例痊愈后前庭功能恢复

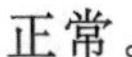

正常。

四、辅助检查

(1)眼震电图(ENG)可以客观记录一侧前庭功能丧失的情况,但ENG并非必要,因在急性期自发性眼震等客观体征有助于病变定侧,患者也难于耐受检查。

(2)可行听力检查排除听力损害。

(3)头颅MRI,特别要注意内听道检查以排除其他诊断的可能性,如桥小脑角肿瘤,脑干出血或梗死。必要时行增强扫描。

五、诊断

根据感染后突然起病,剧烈眩晕,站立不稳,头部活动时加重,不伴耳鸣、耳聋。前庭功能检查显示单侧或双侧反应减弱,无耳蜗功能障碍;无其他神经系异常症状、体征;预后良好可诊断。

六、鉴别诊断

(一)内耳眩晕病

内耳眩晕病又称梅尼埃病,本病为一突然发作的非炎性迷路病变,具有眩晕、耳聋、耳鸣及眼震等临床特点,有时有患侧耳内闷胀感等症状。多为单耳发病,男女发病率无明显差异,患者多为青壮年,60岁以上老人发病罕见,近年亦有儿童病例报道。眩晕有明显的发作期和间歇期。发作时患者常不敢睁眼、恶心、呕吐、面色苍白、出汗、甚至腹泻、血压多数偏低等一系列症状。本病病因学说甚多,如变态反应、内分泌障碍、维生素缺乏及精神神经因素等引起自主神经功能紊乱,因之使血管神经功能失调,毛细血管渗透性增加,导致膜迷路积水,蜗管及球囊膨大,刺激耳蜗及前庭感受器时,引起耳鸣、耳聋、眩晕等一系列临床症状。梅尼埃病的间歇期长短不一,从数月到数年,每次发作和程度也不一样。而听力随着发作次数的增加而逐渐减退,最后导致耳聋。

(二)位置性眩晕

眩晕发作常与特定的头位有关,无或部分患者伴有耳鸣、耳聋。中枢性位置性眩晕,常伴有特定头位的垂直性眼震,且常无潜伏期,反复试验可反复出现,呈相对无疲劳现象。外周性位置性眩晕,又称良性阵发性位置性眩晕,为常见的前庭末梢器官病变;亦称为管石症或耳石症;多数病例发病并无明显诱因,而可能的诱因则多见于外伤;眼震常有一定的潜伏期,呈水平旋转型,多次检查可消失或逐渐减轻，属疲劳性。预后良好，能够自愈。

（三）颈性眩晕

由颈部疾病所致的眩晕。其特征是既有颈部疾病的表现，又有前庭及耳蜗系统受累的表现，冷热试验此类患者一般均为正常。其病因可能为颈椎病、颈部外伤、枕大孔畸形、后颈部交感神经综合征。颈椎病是椎动脉颅外段血流受阻的主要原因。由于颈椎骨刺及退行性关节炎、椎间盘病变，使椎动脉受压，转颈时更易受压。若动脉本身已有粥样硬化，而对侧椎动脉无法代偿时即出现症状。眩晕与头颈转动有关，可伴有枕部头痛、猝倒、视觉闪光、视野缺失及上肢麻痛。颈椎核磁共振检查可以协助诊断。

（四）药物中毒性眩晕

以链霉素最常见。其他有新霉素、卡那霉素、庆大霉素、万古霉素、多黏菌素B、奎宁、磺胺类等药物。有些药物性损害主要影响前庭部分，但多数对前庭与耳蜗均有影响。链霉素中毒引起的眩晕通常于疗程第四周出现，也有短至4天者。在行走、头部转动或转身时眩晕更为明显。于静止、头部不动时症状明显好转或消失。前庭功能检查多无自发性眼震，闭目难立征阳性。变温试验显示双侧前庭功能均减退或消失。如伴耳蜗损害，尚有双侧感音性耳聋。眩晕消失缓慢，需数月甚或1～2年，前庭功能更难恢复。

（五）脑桥小脑角肿瘤

特别是听神经瘤，早期可出现轻度眩晕、耳鸣、耳聋。病变进一步发展可出现邻近脑神经受损的体征，如病侧角膜反射减退、面部麻木、复视、周围性面瘫、眼震、同侧肢体共济失调。至病程后期，还可出现颅内压增高症状。诊断依据单侧听力渐进性减退、耳鸣；听力检查为感音性耳聋；伴同侧前庭功能早期消失；邻近脑神经（Ⅴ、Ⅶ、Ⅷ）中有一支受累应怀疑为听神经瘤。头颅磁共振检查可以协助诊断。

七、治疗

临床治疗原则是急性期的对症治疗、激素治疗和尽早地前庭康复治疗。一项小规模的对照研究发现治疗前庭神经炎，激素比安慰剂更有效。最近的一项临床研究比较了甲泼尼龙、阿昔洛韦和甲泼尼龙＋阿昔洛韦3种治疗方法的疗效，结果表明，甲泼尼龙可明显改善前庭神经炎的症状，抗病毒药物无效，两者联合无助于提高疗效。

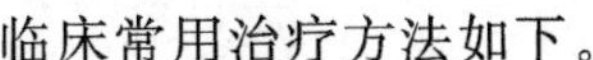

临床常用治疗方法如下。

(一)一般治疗

卧床休息，避免头、颈部活动和声光刺激。

(二)对症处理

对于前庭损害而产生的眩晕症状应给予镇静、安定剂，眩晕、呕吐剧烈者可肌内注射盐酸异丙嗪(12.5～25 mg)或地西泮(10～20 mg)每4～6小时1次。症状缓解不明显者，可酌情重复上述治疗。对长时间呕吐者，必要时行静脉补液和电解质以作补充和支持治疗。

(三)激素

可用地塞米松10～15 mg/d，7～10天；或服泼尼松1 mg/(kg·d)，顿服或分2次口服，连续5天，以后7～10天内逐渐减量。注意补钾、补钙、保护胃黏膜。

(四)维生素

维生素 B_1 100 mg，肌内注射，每天1次，维生素 B_{12} 500 μg，肌内注射，每天1次。治疗2周后改为口服。

(五)前庭康复治疗

前庭神经炎的恢复往往需要数周的时间，患者越早开始前庭康复锻炼，功能恢复就越快、越完全。前庭康复锻炼的目的是加速前庭康复的进程，并改善最终的康复水平。前庭康复计划一般包括前庭-眼反射的眼动训练和前庭-脊髓反射的平衡训练。早期眼震存在，患者应尝试抑制各方向的凝视眼震。眼震消失后，开始头-眼协调练习。患者应尝试平衡练习和步态练习。症状好转后应加运动中的头动练习，开始慢，逐渐加快。前庭康复锻炼每天至少2次，每次数分钟，只要患者能够耐受，应尽可能多进行锻炼，并少用抗晕药物。

第五节　面神经炎

面神经炎又称Bell麻痹，是面神经在茎乳孔以上面神经管内段的急性非化脓性炎症。

一、病因

病因不明，一般认为面部受冷风吹袭、病毒感染、自主神经功能紊乱造成面神经的营养微血管痉挛，引起局部组织缺血、缺氧所致。近年来也有认为可能是一种免疫反应。膝状神经节综合征则系水痘-带状疱疹病毒感染，使膝状神经节及面神经发生炎症所致。

二、临床表现

无年龄和性别差异，多为单侧，偶见双侧，多为吉兰-巴雷综合征。发病与季节无关，通常急性起病，数小时至 3 天达到高峰。病前 1～3 天患侧乳突区可有疼痛。同侧额纹消失，眼裂增大，闭眼时，眼睑闭合不全，眼球向外上方转动并露出白色巩膜，称 Bell 现象。病侧鼻唇沟变浅，口角下垂。不能做噘嘴和吹口哨动作，鼓腮时病侧口角漏气，食物常滞留于齿颊之间。

若病变波及鼓索神经，尚可有同侧舌前 2/3 味觉减退或消失。镫骨肌支以上部位受累时，出现同侧听觉过敏。膝状神经节受累时除面瘫、味觉障碍和听觉过敏外，还有同侧唾液、泪腺分泌障碍，耳内及耳后疼痛，外耳道及耳郭部位带状疱疹，称膝状神经节综合征。一般预后良好，通常于起病 1 周后开始恢复，2～3 个月痊愈。发病时伴有乳突疼痛、老年、患有糖尿病和动脉硬化者预后差。可遗有面肌痉挛或面肌抽搐。可根据肌电图检查及面神经传导功能测定判断面神经受损的程度和预后。

三、诊断与鉴别诊断

根据急性起病的周围性面瘫即可诊断。但需与以下疾病鉴别。

(1)吉兰-巴雷综合征：可有周围面瘫，多为双侧性，并伴有对称性肢体瘫痪和脑脊液蛋白-细胞分离。

(2)中耳炎、迷路炎、乳突炎等并发的耳源性面神经麻痹，以及腮腺炎肿瘤下颌化脓性淋巴结炎等所致者多有原发病的特殊症状及病史。

(3)颅后窝肿瘤或脑膜炎引起的周围性面瘫：起病较慢，且有原发病及其他脑神经受损表现。

四、治疗

(一)急性期治疗

以改善局部血液循环，消除面神经的炎症和水肿为主。如系水痘-带状疱疹所致的 Hunt 综合征，可口服阿昔洛韦 5 mg/(kg · d)，每天 3 次，连服 7～10 天。

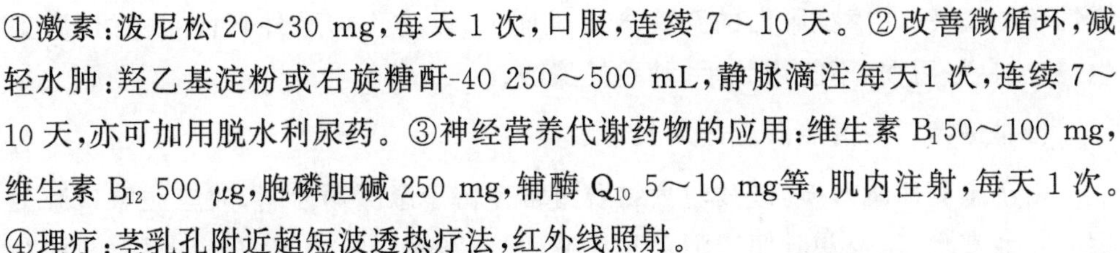

①激素:泼尼松 20～30 mg,每天 1 次,口服,连续 7～10 天。②改善微循环,减轻水肿:羟乙基淀粉或右旋糖酐-40 250～500 mL,静脉滴注每天1 次,连续 7～10 天,亦可加用脱水利尿药。③神经营养代谢药物的应用:维生素 B_1 50～100 mg,维生素 B_{12} 500 μg,胞磷胆碱 250 mg,辅酶 Q_{10} 5～10 mg等,肌内注射,每天 1 次。④理疗:茎乳孔附近超短波透热疗法,红外线照射。

(二)恢复期治疗

以促进神经功能恢复为主。①口服维生素 B_1、维生素 B_{12} 各 1～2 片,每天 3 次;地巴唑 10～20 mg,每天 3 次。亦可用加兰他敏 2.5～5 mg,肌内注射,每天 1 次。②中药,针灸,理疗。③采用眼罩,滴眼药水,涂眼药膏等方法保护暴露的角膜。④病后 2 年仍不恢复者,可考虑行神经移植治疗。

五、护理

(一)一般护理

(1)病后 2 周内应注意休息,减少外出。

(2)本病一般预后良好,约 80%患者可在 3～6 周痊愈,因此应向患者说明病情,使其积极配合治疗,解除心理压力,尤其年轻患者,应保持健康心态。

(3)给予易消化、高热能的半流质饮食,保证机体足够营养代谢,增加身体抵抗力。

(二)观察要点

面神经炎是神经科常见病之一,在护理观察中主要注意以下两方面的鉴别。

1.分清面瘫属中枢性还是周围性瘫痪

中枢性面瘫系由对侧皮质延髓束受损引起的,故只产生对侧下部面肌瘫痪,表现为鼻唇沟浅、口角下坠、露齿、鼓腮、吹口哨时出现肌肉瘫痪,而皱额、闭眼仍正常或稍差。哭笑等情感运动时,面肌仍能收缩。周围性面瘫所有表情肌均瘫痪,不论随意或情感活动,肌肉均无收缩。

2.正确判断患病一侧

面肌挛缩时病侧鼻唇沟加深,眼裂缩小,易误认健侧为病侧。如让患者露齿时可见挛缩侧面肌不收缩,而健侧面肌收缩正常。

(三)保护暴露的角膜及防止结膜炎

由于患者不能闭眼,因此必须注意眼的清洁卫生。①外出必须戴眼罩,避免尘沙进入眼内;②每天抗生素眼药水滴眼,入睡前用眼药膏,以防止角膜炎或暴露性角结膜炎；③擦拭眼泪的正确方法是向上，以防止加重外翻；④注意用眼卫生，养成良好习惯，不能用脏手、脏手帕擦泪。

(四)保持口腔清洁防止牙周炎

由于患侧面肌瘫痪，进食时食物残渣常停留于患侧颊齿间，故应注意口腔卫生。①经常漱口，必要时使用消毒漱口液；②正确使用刷牙方法，应采用“短横法或竖转动法”两种方法，以去除菌斑及食物残片；③牙齿的邻面与间隙容易堆积菌斑而发生牙周炎，可用牙线紧贴牙齿颈部，然后在邻面做上下移动，每个牙齿4～6次，直至刮净；④牙龈乳头萎缩和齿间空隙大的情况下可用牙签沿着牙龈的形态线平行插入，不宜垂直插入，以免影响美观和功能。

(五)家庭护理

1.注意面部保暖

夏天避免在窗下睡觉，冬天迎风乘车要戴口罩，在野外作业时注意面部及耳后的保护。耳后及病侧面部给予温热敷。

2.平时加强身体锻炼

增强抗风寒侵袭的能力，积极治疗其他炎性疾病。

3.瘫痪面肌锻炼

因面肌瘫痪后常松弛无力，患者自己可对着镜用手掌贴于瘫痪的面肌上做环形按摩，每天3～4次，每次15分钟，以促进血液循环，并可减轻患者面肌受健侧的过度牵拉。当神经功能开始恢复时，鼓励患者练习病侧的各单个面肌的随意运动，以促进瘫痪肌的早日康复。

第六节　多发性脑神经损害

一、概述

多发性脑神经损害是指单侧或双侧、同时或先后两条以上脑神经受损而出现功能障碍。解剖部位的关系和病变部位的不同组合成多发性脑神经损害的综合征。

二、病因与病理生理

病因是多种多样的，炎症性疾病、感染后免疫功能障碍、脱髓鞘疾病、肿瘤、中毒、外伤、代谢性疾病等。

三、诊断步骤

(一)病史采集要点

1.起病情况

不同的病因，起病的急缓是不同的，炎症、外伤或血管病起病急，肿瘤的起病较慢，渐进发展。

2.既往病史

注意有无感染、肿瘤、化学物接触、代谢性疾病等，以期发现病因。

(二)主要临床表现和体格检查要点

受损脑神经的不同组合形成不同的综合征，将分别描述。

1.福斯特-肯尼迪综合征

嗅、视神经受损。表现为病侧嗅觉丧失、视神经萎缩，对侧视盘水肿。多见于嗅沟脑膜瘤或额叶底部肿瘤。

2.海绵窦综合征

动眼、滑车、展神经和三叉神经眼支受损。表现为病侧眼球固定、眼睑下垂、瞳孔散大、直间接对光反射和调节反射消失，眼和额部麻木疼痛、角膜反射减弱或消失，眼睑和球结膜水肿及眼球突出。见于感染、海绵窦血栓形成、海绵窦肉芽肿、动静脉瘘或动脉瘤等。

3.眶上裂综合征

动眼、滑车、展神经和三叉神经眼支受损。表现为病侧眼球固定、上睑下垂、瞳孔散大、光反射和调节反射消失，眼裂以上皮肤感觉减退、角膜反射减弱或消失，眼球突出。见于眶上裂骨折、骨膜炎或邻近肿瘤等。

4.眶尖综合征

视、动眼、滑车、展神经和三叉神经眼支受损。表现为眶上裂综合征＋视力障碍。见于眶尖骨折、炎症或肿瘤等。

5.岩骨尖综合征

三叉神经和展神经受损。表现为病侧眼球外展不能、复视，颜面部疼痛；见于乳突炎、中耳炎、肿瘤或外伤等。

6.小脑脑桥角综合征

三叉、外展、面、听神经受损，病变大时可以累及脑干、小脑或后组脑神经。表现为病侧颜面部感觉减退、角膜反射减弱或消失，周围性面瘫，听力下降、眼震、眩晕和平衡障碍，小脑性共济失调。最多见于听神经瘤，还可见于炎症、血管瘤等。

7.Avellis 综合征

迷走神经和副神经受损。表现为声音嘶哑、吞咽困难、病侧咽反射消失，向对侧转颈无力、病侧耸肩无力；见于局部肿瘤、炎症、血管病或外伤等。

8.Jackson 综合征

迷走、副和舌下神经受损。表现为声音嘶哑、吞咽困难、病侧咽反射消失，向对侧转颈无力、病侧耸肩无力，病侧舌肌瘫痪、伸舌偏向病侧。见于局部肿瘤、炎症、血管病或外伤等。

9.Tapia 综合征

迷走和舌下神经（结状神经节以下的末梢）受损。表现为声音嘶哑，病侧舌肌瘫痪、伸舌偏向病侧。多见于局部外伤。

10.颈静脉孔综合征

舌咽、迷走和副神经受损。表现为病侧声带和咽部肌肉麻痹出现声嘶、吞咽困难、咽反射消失，向对侧转颈无力、病侧耸肩无力。见于局部肿瘤、炎症等。

11.枕髁-颈静脉综合征

舌咽、迷走、副和舌下神经受损。表现为病侧 Vernet 综合征＋舌肌瘫痪和萎缩。见于颅底枪弹伤、局部炎症、肿瘤等。

12.腮腺后间隙综合征

舌咽、迷走、副和舌下神经受损。表现同 Collet-Sicard 综合征，可有同侧 Horner 征。见于局部肿瘤、炎症、外伤等。

（三）门诊资料分析

详细的病史询问和认真的体检，有助于明确病变范围和可能的原因。

（四）进一步检查项目

局部 X 线摄片、颅脑 CT/MRI 检查，必要时脑脊液检查，有助于了解病变部位、范围、性质和病因。

四、诊断对策

根据临床症状和体征，明确受损的脑神经范围，结合病史和相应的检查以做出诊断，并尽量进行病因诊断。

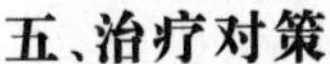

五、治疗对策

针对病因治疗：感染要抗感染治疗，肿瘤、外伤或血管瘤可以选择手术治疗，脱髓鞘性疾病可予激素治疗，代谢性疾病要重视原发病的治疗。

六、预后评估

不同的病因可以有不同的预后。

第二章

脊神经疾病

第一节　坐骨神经痛

坐骨神经痛是一种主要表现为沿坐骨神经走行及其分布区，即臀部、大小腿后外侧和足外侧部的阵发性或持续性的疼痛。一般多为单侧。男性多见，尤以成年人为多。坐骨神经痛为周围神经系统常见疾病之一，可由很多原因引起。一般可分为原发性坐骨神经痛和继发性坐骨神经痛 2 种。原发性坐骨神经痛即坐骨神经炎，临床较少见。继发性坐骨神经痛多见，可由脊椎病变、椎管内病变、盆腔内病变、骨和关节疾病、糖尿病及臀部药物注射的位置不当等引起。本病常可影响或严重影响工作和学习。

一、病因、病理

寒邪入侵腰腿局部是本病的主要病因。寒为阴邪，其性凝滞，气血为寒邪所阻，不通则痛，故腰腿局部疼痛是本病的主要症状。寒主收引，因此经脉拘急，肢体屈伸不利。

寒邪易伤人之阳气。阳虚则可导致气血凝滞。瘀血阻滞脉络，不通则痛，故临床表现为痛痹。

腰为肾之府，膝为筋之府，肝主筋。若素体肝肾亏虚，或久病肝肾失养，轻则易引起腰腿部疼痛，重则导致局部肌肉萎缩。

亦有感受湿热之邪，侵入筋膜，或风寒湿痹久郁化热，灼伤筋肉，导致热痹或湿热痹。

二、诊断

(一)症状

1.疼痛

主要为沿臀部、大腿后面向腘窝部、小腿外侧直至踝部、足底部的放射痛。多呈持续性、阵发性加剧。活动时加重,休息时减轻。为了减轻疼痛,患者常采取特殊体位,站立时身体略向健侧倾斜,用健侧下肢持重,病侧下肢在髋、膝关节处微屈,造成脊椎侧凸,凸向健侧。坐位时将全身重量依靠于健侧坐骨粗隆,患肢屈曲。卧位时向健侧卧,并将患肢屈曲。行走时患肢髋关节处轻度外展外旋,膝关节处稍屈曲,足尖足掌着地而足跟不敢着地。变动体位时,往往不能及时自如地活动。

2.麻木

患肢足背外侧和小腿外侧可能有轻微感觉减退。

3.肢体无力

主要表现在大腿的伸髋、小腿的屈曲,以及足的外翻动作。

(二)体征

1.压迫痛

可能在以下5个区域内找到敏感的压痛点:①脊椎旁点——$L_{4、5}$棘突旁3 cm处。②臀中点——坐骨结节与股骨大粗隆之间。③腘窝点——腘窝横线上2~3 cm处。④腓肠肌点——位于小腿后面中央。⑤踝点——外踝后方。

2.牵引痛

牵拉坐骨神经可产生疼痛。通常用直腿抬高试验,即在整个下肢伸直状态下向上抬高患肢,若患者抬高不过70°角,则为阳性。

3.反射

跟腱反射减低或消失。膝腱反射正常。

(三)病因诊断

根据坐骨神经痛的特有症状及体征,诊断并不困难。但病因诊断则不易。以下为几种较常见的疾病。

1.腰脊神经根炎

其疼痛常波及股神经,或双下肢。可由腰部外伤、病灶感染、结核病、风湿病及病毒感染引起。

2.腰椎间盘突出

起病突然。常有明显外伤史。疼痛剧烈，卧床后可减轻。相应的椎间隙和椎旁可有压痛、腰椎曲度改变、腰肌痉挛、Lasegue 征强阳性。X 线片可显示椎间隙变窄。

3.硬膜外恶性肿瘤

疼痛剧烈。往往可找到原发病。X 线片可能发现骨质破坏。

4.马尾蜘蛛膜炎

疼痛较轻，进展缓慢。可依靠脊髓碘油造影确诊。

5.马尾良性肿瘤

疼痛剧烈，范围广泛。夜间疼痛加剧。脑脊液有改变。部分患者可出现视盘水肿等颅内压增高的表现。

6.盆腔炎

疼痛较轻；有妇科体征；化验血液白细胞增多，血沉加速。

7.妊娠时往往可因盆腔充血或胎儿压迫引起坐骨神经痛

疼痛较轻，体征可能阙如，休息后减轻，分娩后疼痛消失。

8.潮湿或受凉引起坐骨神经痛

体征局限，一般无牵引痛。

9.臀部注射引起坐骨神经痛

疼痛出现在注射后不久，症状可轻可重。检查注射部位可发现错误。

(四)不典型的原发性坐骨神经痛和所有继发性坐骨神经痛

对不典型的原发性坐骨神经痛和所有继发性坐骨神经痛，均应做 X 线检查，包括腰骶椎、骨盆、骶髂关节、髋关节。需要时，也应详细检查腹腔和盆腔，必要时也可做腰椎穿刺和奎肯施泰特试验。如怀疑蛛网膜下腔梗阻，可做椎管碘油造影。

三、鉴别诊断

类风湿关节炎、结核、肿瘤、脊柱畸形等引起的症状性坐骨神经痛可根据病史、血沉、X 线检查或腰穿查脑脊液等与坐骨神经痛做鉴别。

髋关节或骶髂关节疾病，此两者跟腱反射正常，无感觉改变，髋关节或骶髂关节活动时疼痛明显，Patrick征阳性。根据病史及检查即可与坐骨神经痛做鉴别。必要时可予 X 线摄片以明确诊断。

四、并发症

本病病程久者，可并发脊柱侧弯、跛行及患肢肌肉萎缩。

五、治疗

（一）病因治疗

(1)腰椎间盘突出是坐骨神经痛最常见的病因。一般可先进行牵引或推拿治疗，若无效或大块椎间盘突出，产生脊髓或神经根较严重压迫者，则应及时行椎间盘摘除术。

(2)马尾圆锥肿瘤、腹后部或盆腔肿瘤等，应及时手术摘除。

(3)妊娠合并坐骨神经痛，休息后疼痛减轻，不必采取特殊治疗。

(4)邻近组织炎症所致者，可根据不同情况采用抗感染或抗结核治疗。

（二）对症治疗

(1)急性发作期应卧床休息，绝对睡硬板床。

(2)止痛药：可选用索米痛片、阿司匹林、保泰松、抗炎松、吲哚美辛等。

(3)维生素 B_1：100 mg，每天 1～2 次，肌内注射。维生素 B_{12} 100～250 mg，每天 1 次，肌内注射。

(4)封闭疗法：1%～2%普鲁卡因，或利多卡因行坐骨神经封闭，可获一定疗效。若在上述溶液中加入醋酸可的松 25 mg，可增强疗效。

(5)肾上腺糖皮质激素（简称激素）：可以减轻炎症反应，在炎症急性期、创伤、蛛网膜粘连等情况下可以使用。一般用泼尼松 5～10 mg，每天3 次；或醋酸可的松 25 mg，肌内注射，每天 1 次。

(6)理疗：短波透热疗法、离子透入法等，有助于止痛。

（三）其他治疗

针灸、电针、针刀、射频消融、推拿，已被证实有较好的疗效。

第二节　POEMS 综合征

POEMS 综合征又称 Crow-ukase 综合征。本病为多系统受累的疾病，临床上以多发性神经炎、脏器肿大、内分泌病、M 蛋白、皮肤损害为主要表现，这五大临床表现的每一个外文字头，组合成缩写词，命名为 POEMS 综合征。因 Crow 于 1956 年首先报道骨髓瘤伴发该综合征的临床表现，Fukase 于 1968 年将其作为一个综合征提出来，故又称为 Crow-Fukase 综合征。

一、病因及病理

不完全清楚，目前多认为与浆细胞瘤、自身免疫有关。浆细胞瘤分泌毒性蛋白，对周围神经及垂体和垂体-下丘脑结构产生免疫损害，从而导致周围神经损害、内分泌和皮肤的改变。自身免疫异常，导致浆细胞产生异常免疫球蛋白，从而损害多系统，形成 POEMS 综合征。

二、临床表现

青壮年男性多见，男女比例为 2∶1，起病或急或缓，从发病到典型临床表现出现的时间不一，数月至数年不等，首发临床表现不一，有时不典型，病程的不同时期表现复杂多变，病情进行性加重，主要临床表现可归纳如下。

（一）慢性进行性多发性神经病

见于所有患者，大多为首发症状，表现为从远端开始的肢体对称性逐渐加重的感觉、运动障碍，感觉障碍表现为向心性发展的“手套-袜套”状感觉减退，肌无力下肢较上肢为重，很快出现肌萎缩，腱反射减弱，后期消失，脑神经主要表现为视盘水肿，其支配的肌肉很少瘫痪，自主神经功能障碍主要表现为多汗，个别人在疾病的后期可出现括约肌功能障碍。

（二）脏器肿大

主要表现为肝脾大，一般为轻中度肿大，质地中等硬度，胰腺肿大亦十分常见，个别人可出现心脏扩大，一部分患者可出现全身淋巴结肿大。在病后期小部分患者可出现肝硬化，门脉高压，一般不出现脾功能亢进。

（三）皮肤改变

大部分病例在病后 30 天左右即可出现明显的皮肤发黑，暴露部位明显，乳晕呈黑色，皮肤增厚、粗糙、多毛。也可出现红斑、皮疹、硬皮病样改变。皮肤改变有时可作为首发症状就诊。

（四）内分泌紊乱

明显的改变为雄性激素降低，而雌激素减低不明显，有的患者轻微升高，血催乳素升高，从而出现男性乳房发育，阳痿，男性女性化，女性乳房增大、溢乳、闭经。胰岛素分泌不足，可导致血糖升高，其中合并糖尿病的人数占总人数的

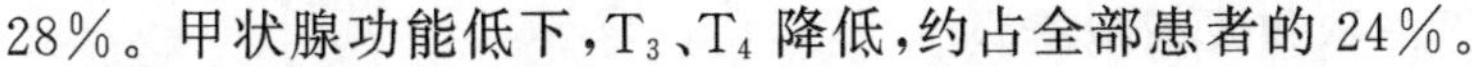

28%。甲状腺功能低下，T_3、T_4 降低，约占全部患者的 24%。

（五）血中 M 蛋白阳性

多为 IgG，其次为 IgA，国外报道可见于一半以上的患者，国内报道不足 50%。

（六）水肿

疾病的早期即可出现水肿，中期明显加重，最初眼睑及双下肢出现水肿，腹水、胸腔积液、心包积液几乎见于全部中期患者，积液量中等，有时是患者首次就诊的原因。有的患者出现腹水的同时可出现腹痛。

（七）其他

本病可引起广泛的血管病变，包括大、中、小动脉血管及微血管、静脉等，主要表现为闭塞性血管病，多发生在脑血管、腹腔的静脉，心血管偶可受累，表现为脑梗死、腹腔的静脉血栓形成及心绞痛等。疾病的中后期可出现低热、盗汗、体重下降、消瘦、杵状指等。

三、辅助检查

（一）血常规

血常规示贫血，血沉增快。

（二）尿液检查

可有本周蛋白。

（三）血清学检查

血清蛋白电泳可呈现 M 蛋白，但增高不明显。

（四）脑脊液检查

脑脊液压力增高，蛋白轻、中度升高，细胞数正常，个别人可有轻微增加。

（五）内分泌检查

血 T_3、T_4 降低，血雄性激素降低，血催乳素升高，胰岛素降低等。

（六）骨体检查

可见浆细胞增生，或可出现骨髓瘤表现。

（七）肌电图

显示神经源性损害、周围神经传导速度减慢，神经活检为轴索变性及节段性脱髓鞘,间质可见淋巴细胞和浆细胞浸润。

(八)X线检查

可见骨硬化、溶骨病灶,骨硬化常见,主要累及盆骨、肋骨、股骨、颅骨等。

四、诊断

本病表现复杂,诊断主要依靠症状,Nakaniski 提出 7 个方面的诊断标准:①慢性进行性多发性神经病;②皮肤改变;③全身水肿;④内分泌紊乱;⑤脏器肿大;⑥M 蛋白;⑦视盘水肿、脑脊液蛋白升高。

其他可有低热、多汗,因慢性多发性神经病见于所有患者;M 蛋白是该病的主要原因。所以这两项为必备条件,具备这两项后,如再加上其他一项临床表现即可确诊。

五、鉴别诊断

(一)吉兰-巴雷综合征

该病以肢体对称性的运动障碍,从下肢开始,脑脊液有蛋白-细胞分离现象,但不具内脏肿大、M 蛋白、皮肤改变等多系统的改变。

(二)肝硬化

肝硬化主要表现为肝脾大、腹水、食管静脉曲张等门脉高压表现,可有脾功能亢进,虽可并发周围神经损害,但无 M 蛋白、骨髓瘤或髓外浆细胞瘤、皮肤等多系统表现。

(三)结缔组织病

结缔组织病表现为多脏器多系统损害,可有低热、血沉快、皮肤改变、肌炎等,但同时出现周围神经病变及脏器肿大、水肿者不常见,也不出现 M 蛋白。

六、治疗

本病无特效治疗方法,治疗的远期效果很不理想,病情反复加重。常用的治疗手段如下。

(一)免疫抑制剂

1.泼尼松

30～80 mg,每天或隔天 1 次口服,病情缓解后减量,改为维持量维持。

2.环磷酰胺

100～200 mg,每天 1 次。

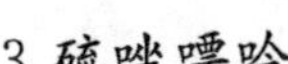

3.硫唑嘌呤

100～200 mg,每天 1 次。

泼尼松效果差时,联合环磷酰胺或硫唑嘌呤,如联合使用效果仍差,可加服或改服他莫昔芬,1 次 10～20 mg,1 天 3 次,可提高疗效。

(二)神经营养药物

针对末梢神经炎可使用 B 族维生素口服,维生素 B_1 30 mg,每天 3 次,维生素 B_{12} 500 μg,每天 3 次,也可使用神经生长因子,适量肌内注射。

(三)对症治疗

血糖升高的,可使用胰岛素,根据血糖水平及反应效果适量皮下注射。甲状腺功能低下者,口服甲状腺素片,根据 T_3、T_4 水平调整用量。水肿者,适量使用利尿剂,胸腔积液及腹水多时,穿刺抽水,改善症状。对重危患者,可应用血浆置换法,除去 M 蛋白。

(四)化学治疗

对有浆细胞瘤或骨髓瘤的患者,进行有效的化学治疗,可迅速缓解症状。

七、预后

本病经免疫抑制剂治疗,多数患者症状可暂时缓解,但停药即复发,即使维持用药,病情亦反复加重。有报道 5 年生存率 60%,个别患者可存活 10 年以上,对药物反应好的生存期长,说明生存期与药物的反应有关。

第三节 多发性周围神经病

一、概述

多发性周围神经病旧称末梢性神经炎,是肢体远端的多发性神经损害,主要表现为四肢末端对称性的感觉、运动和自主神经障碍。

二、病因

引起周围神经病的病因很多。

(一)感染性

病毒、细菌、螺旋体感染等。

(二)营养缺乏和代谢障碍

各种营养缺乏,如慢性酒精中毒、B族维生素缺乏、营养不良等;各种代谢障碍,如糖尿病、肝病、尿毒症、淀粉样变性、血卟啉病等。

(三)毒物

如工业毒物、重金属中毒、药物等。

(四)感染后或变态反应

血清注射或疫苗接种后。

(五)结缔组织疾病

如系统性红斑狼疮、结节性多动脉炎、巨细胞性动脉炎、硬皮病、类风湿关节炎等。

(六)癌性

如淋巴瘤、肺癌、多发性骨髓瘤等。

三、病理

周围神经炎的主要病理过程是轴突变性和节段性髓鞘脱失。轴突变性可原发于轴突或细胞体的损害,并可引起继发的髓鞘崩解;恢复缓慢,常需数月至1年或更久。节段性髓鞘脱失可见于急性感染性多发性神经炎、白喉、铅中毒等,其原发损害神经膜细胞使髓鞘呈节段性破坏。恢复迅速,使原先裸露的轴突恢复功能。

四、诊断步骤

(一)病史采集要点

1.起病情况

根据病因的不同,病程可有急性、亚急性、慢性、复发性等,可发生于任何年龄。多数患者呈数周至数月的进展病程,进展时由肢体远端向近端发展,缓解时由近端向远端发展。

2.主要临床表现

大致相同,出现肢体远端对称性的感觉、运动和自主神经功能障碍。

3.既往病史

注意询问是否有可能致病的病因，如感染、营养缺乏、代谢性疾病、化学物质接触史、肿瘤病史、家族史等。

(二)体格检查要点

一般情况尚可，可能有原发病的体征，如发热、多汗、消瘦等。高级神经活动无异常。

1.感觉障碍

四肢远端对称性深浅感觉障碍。肢体远端有感觉异常，如刺痛、蚁走感、灼热感、触痛等。检查可发现四肢末梢有手套-袜套形的深浅感觉障碍，病变区皮肤可有触痛。

2.运动障碍

四肢远端对称性下运动神经元性瘫痪。肢体远端对称性无力，其程度可从轻瘫至全瘫，可有垂腕、垂足的表现。受累肢体肌张力减低，病程久可出现肌萎缩。上肢以骨间肌、蚓状肌、大小鱼际肌为明显，下肢以胫前肌、腓骨肌为明显。

3.反射异常

上下肢的腱反射常见减低或消失。

4.自主神经功能障碍

自主神经功能障碍呈对称性异常，肢体末梢的皮肤菲薄、干燥、变冷、苍白或发绀，少汗或多汗，指(趾)甲粗糙、松脆等。

(三)门诊资料分析

从症状和体征即末梢型感觉障碍、下运动神经源性瘫痪和自主神经功能障碍等临床特点，可诊断为多发性周围神经病。

根据详细的病史询问，了解相关的病因、病程、特殊症状等，以利于综合判断。

1.药物性

呋喃类(如呋喃妥因)和异烟肼最常见，均为感觉-运动型。呋喃类可引起感觉、运动和自主神经联合受损，疼痛明显。大剂量或长期服用异烟肼干扰了维生素 B_6 代谢而致病，常见双下肢远端感觉异常或减退，浅感觉可达胸部，深感觉以震动觉改变最常见，合用维生素 B_6(剂量为异烟肼的 1/10)可以预防。

2.中毒性

如群体发病应考虑重金属或化学品中毒，需检测血、尿、头发、指甲等的重金属含量。

3.糖尿病性

表现为感觉、运动、自主神经或混合型，以混合型最常见，通常感觉障碍较重，早期出现主观感觉异常，损害主要累及小感觉神经纤维，以疼痛为主，夜间尤甚；累及大感觉纤维可引起感觉性共济失调，可发生无痛性溃疡和神经源性骨关节病。某些病例以自主神经损害为主，部分患者出现近端肌肉非对称性肌萎缩。

4.尿毒症性

该类型约占透析患者的半数，典型症状与远端性轴索病相同，大多数为感觉-运动型，初期多表现感觉障碍，下肢较上肢出现早且严重，夜间发生感觉异常及疼痛加重，透析后可好转。

5.营养缺乏性

如贫血、烟酸、维生素 B_1 缺乏等，见于慢性酒精中毒、慢性胃肠道疾病、妊娠和手术后等。

6.肿瘤

可以是感觉型或感觉-运动型，前者以四肢末端开始、上升性、自觉强烈不适及疼痛，伴深浅感觉减退或消失，运动障碍较轻；后者呈亚急性经过，恶化和缓解反复出现，可在癌原发症状前期或后期发病，约半数脑脊液蛋白增高。

7.感染后

如 Guillain-Barre 综合征、疫苗接种后多发性神经病可能为变态反应。白喉性多发性神经病是白喉外毒素作用于血-神经屏障较差的后根神经节和脊神经根，见于病后 8～12 周，为感觉-运动性，数天或数周可恢复。麻风性多发性神经病潜伏期长，起病缓慢，周围神经增粗并可触及，可发生大疱、溃烂和指骨坏死等营养障碍。

8.POEMS 综合征

POEMS 综合征是一种累及周围神经的多系统病变，多中年以后起病，男性较多见，起病隐袭、进展慢。依照症状、体征可有如下表现，也是病名组成。①多发性神经病：呈慢性进行性感觉-运动性多神经病，脑脊液蛋白质含量增高。②脏器肿大：肝脾大，周围淋巴结肿大。③内分泌病：男性出现阳痿、女性化乳房，女性出现闭经、痛性乳房增大和溢乳，可合并糖尿病。④M 蛋白：血清蛋白电泳出现 M 蛋白，尿检可有本周蛋白。⑤皮肤损害：因色素沉着变黑，并有皮肤增厚与多毛。⑥水肿：视盘水肿、胸腔积液、腹水、下肢指凹性水肿。⑦骨骼改变：可在脊柱、骨盆、肋骨和肢体近端发现骨硬化性改变，为本病的影像学特征，

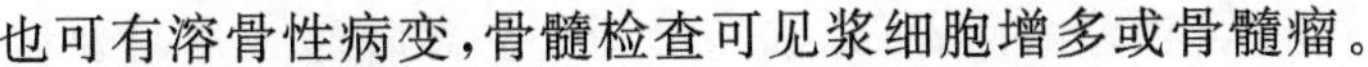

也可有溶骨性病变，骨髓检查可见浆细胞增多或骨髓瘤。

9.遗传性疾病

如遗传性运动感觉性神经病（HMSN）、遗传性共济失调性多发性神经病（Refsum 病）、遗传性淀粉样变性神经病等，起病隐袭，进展缓慢，周围神经对称性、进行性变性导致四肢无力，下肢重于上肢。远端重于近端，常出现运动和感觉障碍。

10.其他

某些疾病如动脉硬化、肢端动脉痉挛症、系统性红斑狼疮、结节性多动脉炎、硬皮病、风湿病等，可致神经营养血管闭塞，为感觉-运动性表现，有时早期可有主观感觉异常。代谢性疾病如血卟啉病、巨球蛋白血症也影响周围神经，多为感觉-运动性，血卟啉病以运动损害为主，双侧对称性近端为重的四肢瘫痪。1/3～1/2 伴有末梢型感觉障碍。

（四）进一步检查项目

1.神经传导速度和肌电图

如果仅有轻度轴突变性，传导速度尚可正常；当有严重轴突变性及继发性髓鞘脱失时传导速度变慢，肌电图呈去神经性改变；节段性髓鞘脱失而轴突变性不显著时，传导速度变慢，肌电图可正常。

2.血生化检查

根据病情，可检测血糖水平、维生素 B_{12} 水平、尿素氮、肌酐、甲状腺功能、肝功能等。

3.免疫学检查

对疑有免疫疾病者，可做免疫球蛋白、类风湿因子、抗核抗体、抗磷脂抗体等检测。

4.可疑中毒者

对可疑中毒者，可根据病史做相关毒物或重金属、药物的血液浓度检测。

5.脑脊液检查

大多数无异常发现，少数患者可见脑脊液蛋白增高。

6.神经活检

对不能明确诊断或疑为遗传性的患者，可行腓神经活检。

五、诊断对策

（一）诊断要点

根据患者临床表现的特点，即以四肢远端为主的对称性下运动神经源性瘫痪、末梢型感觉障碍和自主神经功能障碍，可以临床诊断。注意临床工作时要认真询问病史，掌握不同病因所致的多发性周围神经病的特殊临床表现，有助于病因的诊断。肌电生理检查和神经-肌肉活检对诊断很有帮助；神经传导速度测定，有助于亚临床型的早期诊断，并可区别轴索变性和节段性脱髓鞘改变。

（二）鉴别诊断要点

1.亚急性联合变性

早期表现类似于多发性周围神经病，随着病情进展逐渐出现双下肢软弱无力、步态不稳，双手动作笨拙；肌张力增高、腱反射亢进、锥体束征阳性和感觉性共济失调是其与多发性周围神经病的主要鉴别点。

2.周期性瘫痪

周期性瘫痪为周期性发作的短时期的肢体近端弛缓性瘫痪，无感觉障碍，发作时血清钾低于3.5 mmol/L，心电图呈低钾改变，补钾后症状改善，不难鉴别。

3.脊髓灰质炎

肌力降低常为不对称性，多数仅累及一侧下肢的一至数个肌群，呈节段性分布，无感觉障碍，肌萎缩出现早；肌电图可明了损害部位。

六、治疗对策

（一）治疗原则

去除病因，积极治疗原发病，改善周围神经的营养代谢，对症处理。

（二）治疗计划

1.去除病因

根据不同的病因采取针对性强的措施，以消除或阻止其病理性损害。重金属和化学品中毒应立即脱离中毒环境，避免继续接触有关毒物；急性中毒可大量补液，促使利尿、排汗和通便等，加速排出毒物。重金属如铅、汞、锑、砷中毒，可用二硫丙醇（BAL）、依地酸钙钠等结合剂；如砷中毒可用二硫丙醇3 mg/kg肌内注射，每 4～6 小时 1 次，2～3 天后改为每天 2 次，连用 10 天；铅中毒用二巯丁二酸钠1 g/d，加入 5％葡萄糖液 500 mL 静脉滴注，5～7 天为 1 个疗程，可重复2～3 个疗程；或用依地酸钙钠 1 g，稀释后静脉滴注，3～4 天为 1 个疗程，停用 2～4 天后重复应用，一般用 3～4 个疗程。

对各种疾病所致的多发性周围神经病，要积极治疗原发病。如糖尿病控制好血糖；尿毒症行血液透析或肾移植；黏液水肿用甲状腺素；结缔组织疾病、系统

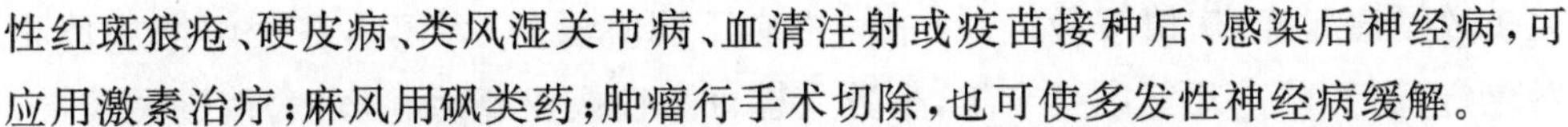

性红斑狼疮、硬皮病、类风湿关节病、血清注射或疫苗接种后、感染后神经病，可应用激素治疗；麻风用砜类药；肿瘤行手术切除，也可使多发性神经病缓解。

2.改善神经的营养代谢

营养缺乏和代谢障碍可能是病因，或在其发病机制中起重要作用，在治疗中必须予以重视并纠正。应用大剂量B族维生素有利于神经损伤的修复和再生，地巴唑、加兰他敏也有促进神经功能恢复的作用，还可使用神经生长因子、神经节苷脂等。

3.对症处理

急性期应卧床休息，疼痛可用止痛剂、卡马西平、苯妥英钠等；恢复期可用针灸、理疗和康复治疗，以促进肢体功能恢复；重症患者护理时要定期翻身，保持肢体功能位，防止挛缩和畸形。

第四节　多灶性运动神经病

多灶性运动神经病(multifocal motor neuropathy，MMN)为仅累及运动神经的脱髓鞘性神经病，是一种免疫介导的、以肢体远端为主的、非对称性的、慢性进展的、以运动障碍为主要表现的慢性多发性单神经病，电生理特点为持续性、节段性、非对称性运动神经传导阻滞，免疫球蛋白及环磷酰胺治疗有效。

一、病因及病理

一般认为本病为自身免疫性疾病，20%～84%的患者，血中有抗神经节苷脂抗体(GM_1)，并且抗体的滴度与临床表现平行，病情进展与复发时升高，使用免疫抑制剂后，随该抗体的下降病情即好转。神经节苷脂抗体，选择性地破坏运动神经的体磷脂，导致运动神经的脱髓鞘改变，继之以施万细胞的再生，使病变部的周围神经呈“洋葱球”样改变，无炎症细胞浸润及水肿，严重的伴轴突变性。病变呈灶性分布，可发生于脊神经根，多条周围神经干，同一神经干上多个部位，有的有脊髓前角神经元的脱失和尼氏小体的溶解，甚至有皮质脊髓束的损坏。

二、临床表现

本病多见于20～50岁的男性，儿童及老年人亦可见到，男女比例为4∶1。

大多数慢性起病，病情缓慢进展，中间可有不同时段的“缓解”，在缓解期病情相对稳定，病程可达几年或几十年，少数人也可急性或亚急性起病，病情进展较快，但很快又进入慢性病程。临床表现以运动障碍为主，主要临床特点如下。

(一)运动障碍

呈进行性缓慢加重的肌肉无力，并且无力的肌肉，大多数伴有肌束颤动和肌肉痉挛，晚期出现肌萎缩。肌无力多从上肢远端开始，逐渐累及下肢，肌无力分布与周围神经干或其分支的支配范围一致，正中神经、桡神经、尺神经支配的肌肉最易受累；脑神经支配的肌肉及呼吸肌一般不受累。

(二)腱反射

受累的肌肉腱反射减弱，一部分正常，个别甚至亢进，无锥体束征。

(三)感觉障碍不明显

受损的神经干分布区可出现一过性疼痛或感觉异常，客观检查无感觉减退。

三、辅助检查

(一)血清学检查

血清肌酸磷酸激酶轻度增高，20%～84%的患者抗 GM_1 抗体阳性。

(二)脑脊液检查

一般正常，极少数患者蛋白有轻微的一过性升高。

(三)神经电生理检查

运动神经传导速度测定表现为节段性、非对称性、持续性的传导阻滞，复合肌肉动作电位，近端较远端波幅及面积下降50%以上，时限增加<30%，感觉神经传导速度正常。

(四)神经活检

病变段神经脱髓鞘复髓鞘、“洋葱球”样形成，神经膜细胞增殖，无炎症细胞浸润。

(五)MRI 检查

可发现传导阻滞段的周围神经呈灶性肿大。

四、诊断

主要根据临床特点(典型的肌无力特征、感觉大致正常)及典型的神经电生

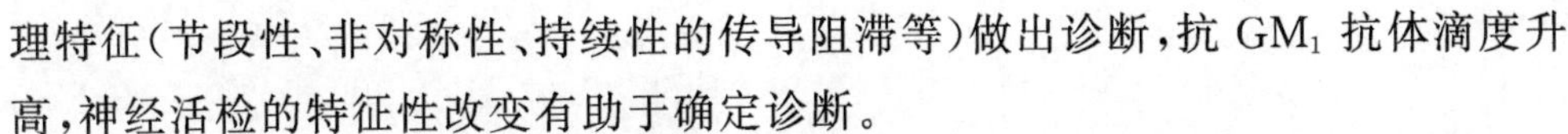

理特征(节段性、非对称性、持续性的传导阻滞等)做出诊断,抗 GM_1 抗体滴度升高,神经活检的特征性改变有助于确定诊断。

五、鉴别诊断

(一)慢性吉兰-巴雷综合征(慢性炎症性脱髓鞘性多神经病,CIDP)

本病有客观的持久的感觉障碍,肌无力的同时不伴有肌束震颤及肌肉痉挛,腱反射减弱或消失,脑脊液蛋白明显升高,可持续 12 周,免疫、激素治疗效果良好。血中无抗 GM_1 抗体。

(二)运动神经元病

该病影响脊髓前角运动细胞和锥体束,临床表现为肌无力及肌萎缩,可累及脑神经,无感觉障碍,腱反射亢进,锥体束征阳性。而 MMN 无锥体束征,病灶与周围神经支配区一致,血中可出现抗 GM_1 抗体,运动神经传导阻滞特点可供鉴别。

六、治疗

(一)静脉注射免疫球蛋白

用量 0.4 g/(kg·d),连用 5 天为 1 个疗程,用药数小时至 7 天即开始见效,90%的患者肌力在用药 2 周内明显提高,运动神经传导速度明显好转,疗效可维持3～6 周,症状即复发,因此,需要根据病情复发的规律,定期维持治疗。免疫球蛋白不能使抗 GM_1 抗体滴度降低。

(二)环磷酰胺

可先给大剂量治疗,而后以 1～3 mg/(kg·d)的剂量维持治疗,85%的患者症状改善,血清抗 GM_1 抗体滴度下降。

以上两种方法同时使用,可减少静脉免疫球蛋白的用量,减少复发,但明显萎缩的肌肉对治疗反应差。因部分患者经上述治疗后,原有症状好转的同时仍有新病灶的产生,所以目前认为上述治疗只是改善症状,不能阻止新病灶的产生,病情仍处于缓慢进展状态。

(三)糖皮质激素及血浆置换

基本无效,糖皮质激素甚至可加重病情。

七、预后

本病为缓慢进行性病程,病程可达几十年,94%的患者始终能够保持工作能力。

第五节　急性吉兰-巴雷综合征

急性吉兰-巴雷综合征(Guillain-Barré syndrome,GBS)是一种由多种因素诱发,通过免疫介导而引起的自身免疫性脱髓鞘性周围神经病,原称格林-巴利综合征。1916年,Guillain、Barré、Strohl报道了2例急性瘫痪的士兵,表现运动障碍、腱反射消失、肌肉压痛、感觉异常,无客观感觉障碍,并首次提出该病会出现脑脊液蛋白-细胞分离现象,经病理检查发现与1859年Landry报道的“急性上升性瘫痪”的病理改变非常相似。因此,被称为吉兰-巴雷综合征。

急性炎性脱髓鞘性多发性神经病(acute inflammatory demyelinating polyneuropathy,AIDP)是最早被认识的经典GBS,也是当今世界多数国家最常见的一种类型,又称急性炎性脱髓鞘性多发性神经根神经炎、急性感染性多发性神经根神经炎、急性感染性多发性神经病、急性特发性多发性神经根神经炎、急性炎性多发性神经根炎。病理特点是周围神经炎症细胞浸润、节段性脱髓鞘。临床主要表现为对称性弛缓性四肢瘫痪,可累及呼吸肌致呼吸肌麻痹而危及生命;脑脊液呈蛋白-细胞分离现象等。

一、病因与发病机制

有关GBS的病因及发病机制目前仍不十分明确,但经研究已取得较大进展。

(一)病因

1.感染因素

流行病学资料提示发病前的前驱非特异性感染,是促发GBS的重要因素。如Hutwitz(1983)报道1034例GBS,约有70%的患者在发病前8周内有前驱感染因素,其中呼吸道感染占58%,胃肠道感染占22%,二者同时感染占10%。前驱感染的主要病原体有:①空肠弯曲菌(*Campylobacter jejuni*,CJ)。Rhodes(1982)首先注意到GBS与CJ感染有关。Hughes(1997)提出CJ感染常与急性运动轴索性神经病有关。在我国和日本,42%～76%的GBS患者血清中CJ特异性抗体增高。CJ是革兰阴性微需氧弯曲菌,是引起人类腹泻的常见致病菌之一,感染潜伏期为24～72小时,腹泻开始为水样便,以后出现脓血便,高峰期为

24～48 小时，约 1 周恢复。GBS 患者常在腹泻停止后发病。②巨细胞病毒（cytomegalovirus，CMV）是欧洲和北美洲地区 GBS 的主要前驱感染病原体。研究证明 CMV 感染与严重感觉型 GBS 有关，发病症状严重，常出现呼吸肌麻痹，脑神经及感觉神经受累多见。③其他病毒。如 EB 病毒（Epstein-Barr virus，EBV）、肺炎支原体（Mycoplasma pneumonia，MP）、乙型肝炎病毒（HBV）、水痘-带状疱疹病毒（varicella zoster virus，VZV）、单纯疱疹病毒（human herpes virus，HHV）、麻疹病毒、流行性感冒病毒、腮腺炎病毒、柯萨奇病毒、甲型肝炎病毒等。新近研究又发现屡有流感嗜血杆菌、幽门螺杆菌等感染与 GBS 发病有关。还有人类免疫缺陷病毒（human immunodeficiency virus，HIV）与 GBS 的关系也越来越受到关注。但是，研究发现人群中经历过相同病原体前驱感染，仅有少数人发生 GBS，又如流行病学调查发现，许多人即使感染了 CJ 也不患 GBS，提示感染因素不是唯一的病因，可能还与存在遗传易感性个体差异有关。

2.遗传因素

目前认为 GBS 的发生是具有某种易感基因的人群感染后引起的自身免疫性疾病。国外学者报道 GBS 与人类白细胞抗原（HLA）基因分型（如 *HLA-DR*3、*DR*2、*DQBI*、*B*35）相关联；李春岩等对 31 例 AIDS、33 例急性运动轴索型神经病（AMAN）患者易感性与 *HLA-A*、*B* 基因分型关系的研究，发现 *HLA-A33* 与 AIDP 易患性相关联；*HLA-B15*、*B35* 与 AMAN 易患性相关联；郭力等发现 *HLA-DR16* 和 *DQ5* 与 GBS 易患性相关，而且不同 GBS 亚型 *HLA* 等位基因分布不同。还发现在 GBS 患者携带 *TNF*2 等位基因频率、*TNF*1/2 和 *TNF*2/2 的基因频率都显著高于健康对照组，说明携带 *TNF2* 等位基因的个体较不携带者发生 GBS 的危险性增加，编码 *TAFa* 基因位于人类 6 号染色体短臂上（6p21 区），HLA-Ⅲ类基因区内，因 *TAFa* 基因多个位点具有多态性，转录起始位点为上游第 308 位（－308 位点），故提示 *TAFa* 基因启动子 *-308G-A* 的多态性与 GBS 的遗传易感性相关。所以，患者遗传素质可能决定个体对 GBS 的易感性。

3.其他因素

有报道患者发病前有疫苗接种史、外伤史、手术史等，还有人报道因其他疾病用免疫抑制剂治疗发生 GBS；也有患有其他自身免疫性疾病者合并 GBS 的报道。

(二)发病机制

目前主要针对其自身免疫机制进行了较深入研究。

1.分子模拟学说

如果感染的微生物或寄生虫等生物性因子的某些抗原成分的结构与宿主自身组织的表位相似或相同,便可通过交叉反应启动自身免疫性疾病的发生,这种机制在免疫学称为"分子模拟"。该学说是目前解释 GBS 与感染因子之间关系的主要理论依据。机体感染细菌或病毒后,由于它们与机体神经组织有相同的表位,针对感染原的免疫应答的同时,发生错误的免疫识别,通过抗原抗体交叉反应导致自身神经组织的免疫损伤,则引起 GBS 的发生。如 CJ 的菌体外膜上脂多糖(LPS)结构与人类周围神经神经节苷脂的结构相似,当易患宿主感染 CJ 后,产生保护性免疫反应消除感染的同时,也发生错误的免疫识别,激活了免疫细胞产生抗神经结苷脂自身抗体,攻击有共同表位的周围神经组织,导致周围神经纤维髓鞘脱失,干扰神经传导,而形成 GBS 的临床表现。又如研究发现,乙型肝炎表面抗原(HBsAg)分子的氨基酸序列中有一段多肽与人类及某些实验动物的周围神经髓鞘碱性蛋白分子的氨基酸序列中某段多肽完全相同,以此段多肽来免疫动物,可引起实验动物的周围神经病;某些个体感染了 HBV,HBsAg 分子中的某段多肽,刺激机体免疫系统产生细胞免疫及体液免疫应答,以攻击、排斥此段多肽;因人的周围神经髓鞘碱性蛋白分子中有与此段多肽完全相同的多肽段,于是机体发生错误的免疫识别,也启动攻击周围神经髓鞘碱性蛋白分子中的此段多肽的自身免疫,导致周围神经髓鞘脱失而发生 GBS。

2.实验性自身免疫性神经炎(experimental autoimmune neuritis,EAN)动物模型研究

通过注射、口服或吸入抗原致敏,以及免疫细胞被动转移诱发等造成 EAN。如用牛 P2 蛋白免疫 Lewis 大鼠可诱发典型 EAN。其病理表现为周围神经、神经根节段性脱髓鞘及炎症反应,在神经根的周围可见到单核细胞及巨噬细胞浸润,自主神经受累,严重者可累及轴索。把 EAN 大鼠抗原特异性细胞被动转移给健康 Lewis 大鼠,经 4～5 天潜伏期后可发生 EAN。EAN 与 GBS 两者的临床表现及病理改变相似。均提示 GBS 是一种主要以细胞免疫为介导的疾病。但研究发现,将 P2 抗体(EAN 动物的血清)直接注射到健康动物的周围神经亦可引起神经传导阻滞及脱髓鞘,提示体液因子也参与免疫病理过程。

3.细胞因子与 GBS 发病的研究

细胞因子在 GBS 发病中起至关重要的作用。①干扰素-γ(IFN-γ)是主要由 Th_1 细胞分泌的一种多效性细胞因子,能显著增加抗原呈递细胞表达等作用,与神经脱髓鞘有关。因病毒感染,伴随产生的 IFN-γ 引起血管内皮细胞、巨噬细

胞、神经膜细胞的MHC-Ⅱ型抗原表达。活化的巨噬细胞可直接吞噬或通过分泌炎症介质引起髓鞘脱失，是致病的关键性因子。②肿瘤坏死因子-α（TNF-α）是由巨噬细胞和抗原激活的T细胞分泌，是引起炎症、自身免疫性组织损伤及选择性损害周围神经髓鞘的介质。GBS患者急性期血清TNF-α质量浓度增高，且增高的程度与病变的严重程度相关，当患者康复时血清TNF-α质量浓度亦恢复正常。③白细胞介素-2（IL-2）是由活化的T细胞分泌，能刺激T细胞增殖分化，激活T细胞合成更多的IL-2及IFN-γ、TNF-α等细胞因子，促发炎症反应。④白细胞介素-12（IL-12）是由活化的单核/巨噬细胞、B细胞等产生，IL-12诱导$CD4^+$ T细胞分化为Th1细胞并使其增殖、合成IFN-γ、TNF-α、IL-2等，使促炎细胞因子合成增加；同时IL-12抑制$CD4^+$ T细胞分化为Th2细胞而合成IL-4、IL-10，使IL-4、IL-10免疫下调因子合成减少。IL-12在GBS中的致病作用可能是使IFN-γ、TNF-α、IL-2等炎细胞因子合成增加，使IL-4、IL-10免疫下调因子合成减少，最终促使神经脱髓鞘、轴索变性而发病。⑤白细胞介素-6（IL-6）是由T细胞或非T细胞产生的一种多功能的细胞因子。IL-6的一个主要的生物学功能是促使B细胞增殖、分化并产生抗体。IL-6对正常状态的B细胞无增殖活性，但可促进病毒感染的B细胞增殖，促进抗体产生。IL-6在GBS发病中通过激发B细胞产生致病的抗体而发病。⑥白细胞介素-18（IL-18）主要由单核巨噬细胞产生，启动免疫级联反应，使各种炎症细胞、细胞因子及其炎症介质释放，进入周围神经组织中引起一系列免疫病理反应，导致髓鞘脱失。总之，这一类细胞因子（TNF-α、IFN-γ、IL-2、IL-6、IL-12、IL-18等）是促炎因子，与GBS发病及病情加重有关。

另一类细胞因子对GBS具有调节免疫、减轻炎症性损害、终止免疫病理反应、促进髓鞘修复等作用。①白细胞介素-4（IL-4）是由Th2分泌的一种B细胞生长因子和免疫调节剂，可下调Th1细胞的活性，在疾病的发展中起免疫调节作用，可抑制GBS的发生。②白细胞介素-10（IL-10）是由Th2分泌，能抑制Th1细胞、单核/巨噬细胞合成TNF-a、TNF-γ、IL-2等致炎因子，是一种免疫抑制因子，有助于脱髓鞘的修复，则GBS患者症状减轻。③白细胞介素-13（IL-13）是由活化的Th2细胞分泌的，具有免疫抑制和免疫调节作用，能抑制单核巨噬细胞产生多种致炎因子和趋化因子，从而具有显著抗炎作用。④干扰素-β（IFN-β）是由成纤维细胞产生，具有抗病毒、抗细胞增殖和免疫调节作用，能减轻组织损伤，有利于疾病的恢复。故细胞因子IL-4、IL-10、IL-13、TGF-β等是抑炎细胞因子，与GBS临床症状缓解有关。

总之，细胞因子在 GBS 的发病过程中起至关重要的作用，促炎症细胞因子如 TNF-α、IFN-γ、IL-2、IL-6、IL-12、IL-18 等与 GBS 发病及病情加重有关，对 GBS 的发病起促进作用；抑炎症细胞因子IL-4、IL-10、IL-13、TGF-β 等可下调炎症反应，有利于机体的恢复。促炎症细胞因子和抑炎症细胞因子两者在人体内的平衡情况影响着 GBS 的发生、发展和转归。

目前研究较公认的 GBS 发生是因某些易感基因的人群感染（如空肠弯曲菌）后，经过一段潜伏期，机体产生抗抗原成分（抗 CJ）的抗体后发生交叉反应，抗体作用于靶位导致神经组织脱髓鞘和功能改变而致病。李海峰报道 IgM 型 CM1 抗体与 CJ 近期感染有关，CJ 感染后可通过 CM1 样结构发生交叉反应导致神经组织结构和功能的改变。李松岩报道 CM1 IgG 抗体与 AMAN 及 AIDP 均相关。该抗体的产生机制可能为病原菌 CJ 及其脂多糖具有与人类神经节苷脂类似的结构，因而针对细菌的免疫反应产生了自身抗体，抗体攻击神经组织髓鞘，致使髓鞘破坏而引起发病。研究发现，在髓鞘裂解处及神经膜上有 IgG、IgM 和 C3 的沉积物，而血清中补体减少。补体 C3 降低提示补体参与免疫过程，该抗原抗体反应同时在补体参与及细胞因子的协同作用下发生 GBS。

综上所述，GBS 的发病，感染为始动因素，细胞免疫介导、细胞因子网络之间的调节紊乱和体液免疫等共同参与导致免疫功能障碍，促使周围神经髓鞘脱失而发生自身免疫性疾病。

二、临床表现

半数以上的患者在发病前数天或数周曾有感染史，以上呼吸道及胃肠道感染较为常见，或有其他病毒感染性疾病发生，或有疫苗接种史、手术史等。多以急性或亚急性起病。一年四季均可发病，但以夏秋季（6～10 月约占 75.4%）为多发；男女均可发病，男女之比 1.4∶1；任何年龄均可发病，但以 30 岁以下者最多。国内报道儿童和青少年为 GBS 发病的两个高峰。

（一）症状与体征

1.运动障碍

首发症状常为双下肢无力，从远端开始逐渐向上发展，四肢呈对称性弛缓性瘫痪，下肢重于上肢，近端重于远端，亦有远端重于近端者。轻者尚可行走，重者四肢完全性瘫痪，肌张力低，腱反射减弱或消失，部分患者有轻度肌萎缩。长期卧床可出现失用性肌萎缩。GBS 患者呈单相病程，发病 4 周后肌力开始恢复，一般无复发一缓解。急性重症患者对称性肢体无力，在数天内从下肢上升至躯干、上肢或累及支配肋间及膈肌的神经，导致呼吸肌麻痹，称为 Landry 上升性麻痹，表现除四肢弛缓性瘫痪外，有呼吸困难、说话声音低、咳嗽无力、缺氧、发绀，严重者可因完全性呼吸肌麻痹，而丧失自主呼吸。

2.脑神经损害

舌咽-迷走神经受损较为常见，表现吞咽困难、饮水呛咳、构音障碍、咽反射减弱或消失等；其次是面神经受损，表现为周围性面瘫；动眼神经亦可受累，表现为眼球运动受限；三叉神经受累，表现为张口困难及面部感觉减退。总的来说，单发脑神经受损较少，多与脊神经同时受累。

3.感觉障碍

发病后多有肢体感觉异常，如麻木、蚁行感、烧灼感、针刺感及不适感等。客观感觉障碍不明显，或有轻微的手套样、袜套样四肢末端感觉障碍，少数人有位置觉障碍及感觉性共济失调。常有 Lasègue 征阳性及腓肠肌压痛。

4.自主神经障碍

皮肤潮红或苍白，多汗，四肢末梢发凉，血压升高或降低，心动过速或过缓，尿潴留或尿失禁等。

5.其他

少数患者有精神症状，或有头疼、呕吐、视盘水肿，或一过性下肢病理征，或有脑膜刺激征等。

(二)GBS 变异型

1.急性运动轴索型神经病

免疫损伤主要的靶位是脊髓前根和运动神经纤维的轴索，导致轴索损伤，或免疫复合物结合导致轴索功能阻滞，病变多集中于周围神经近段或末梢，髓鞘相对完整无损，无明显的炎症细胞浸润，多伴有血清抗神经节苷脂 GM1、GM1b、GD1a 或 Ga1Nac-CD1a 抗体滴度增高。

AMAN 的病因及发病机制不清，目前认为与 CJ 感染有关。据报道 GBS 发病前 CJ 感染率美国为 4％、英国为 26％、日本为 41％、中国为 51％或 66％。病变以侵犯神经远端为主，临床表现主要为肢体瘫痪，无感觉障碍症状，病情严重者发病后迅速出现四肢瘫痪，伴有呼吸肌受累。早期出现肌萎缩者，预后相对不好。年轻患者神经功能恢复较好。本型流行病学特点是儿童多见，夏秋季多见，农村多见。

2.急性运动感觉性轴索型神经病

也称暴发轴索型 GBS。免疫损伤主要的靶位在轴索，但同时波及脊髓前根和背根，以及运动和感觉纤维。临床表现病情大多严重，恢复缓慢，预后较差。患者常有血清抗 GM1、GM1b 或 GD1a 抗体滴度增高。此型不常见，占 GBS 的 10%以下。

3.Miller-Fisher 综合征(MFS)

简称 Fisher 综合征。此型约占 5%，以急性或亚急性发病。临床表现以眼肌麻痹、共济失调和腱反射消失三联征为特点，无肢体瘫，若伴有肢体肌力减低也极轻微。部分电生理显示受累神经同时存在髓鞘脱失、炎症细胞浸润和轴索传导阻滞，患者常有血清抗 GQ1b 抗体滴度增高。MFS 呈单相性病程，病后 2～3 周或数月内大多数患者可自愈。

4.复发型 AIDP

复发型 AIDP 是 AIDP 患者数周致数年后再次复发，5%～9%的 AIDP 患者有 1 次以上的复发。复发后治疗仍有效。但恢复不如第一次完全，有少数复发患者呈慢性波动性进展病程，变成慢性型 GBS。

5.纯感觉型 GBS

表现为四肢对称性感觉障碍和疼痛，感觉性共济失调，伴有肢体无力，电生理检查符合脱髓鞘性周围神经病，病后 5～14 个月肌无力恢复良好。

6.多数脑神经型 GBS

多数脑神经型 GBS 是 GBS 伴多数运动性脑神经受累。

7.全自主神经功能不全型 GBS

全自主神经功能不全型 GBS 是以急性或亚急性发作的单纯全自主神经系统功能失调综合征，病前有感染史。表现为全身无汗、口干、皮肤干燥、便秘、排尿困难、直立性低血压、阳痿等，无感觉障碍和瘫痪。病程呈单相性，预后良好。

(三)常与多种疾病伴发

1.心血管功能紊乱

GBS 患者可伴有心律失常，心电图 ST 段改变；血压升高或降低；并发心肌炎、心源性休克等。经追踪观察，随神经功能恢复心电图变化也随之好转。学者们认为是交感神经脱髓鞘或交感神经节的病损所致；还有学者认为是血管活性物质儿茶酚胺和肾上腺素升高所致。因心功能障碍可致心脏骤停，故对重症 GBS 患者要心功能监护。

2.甲状腺功能亢进症

甲状腺功能亢进症与 GBS 两者是伴发还是继发尚不清楚，两者均与自身免疫功能失调有关，故伴发可能性大。

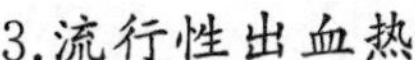

3.流行性出血热

有报道流行性出血热与GBS伴发。GBS是感染后激发免疫反应致周围神经脱髓鞘病;流行性出血热是由汉坦病毒感染的自然疫源性疾病,尚未见GBS感染该病毒的报道,有待进一步观察研究。

4.其他

临床报道还有GBS与钩端螺旋体病、伤寒、支原体肺炎、流行性腮腺炎、白血病、神经性肌强直、低血钾、多发性肌炎等伴发,都有待临床观察研究。

(四)临床分型

《中华神经精神科杂志》编委会于1993年10月召开GBS研讨会,会议以Asbury AK(1990)发表的标准,结合国情制定我国GBS临床分型标准(表2-1)。

表2-1　GBS临床分型

分型	诊断标准
轻型	四肢肌力3度以上,可独立行走
中型	四肢肌力3度以下,不能独立行走
重型	第Ⅸ、Ⅹ对脑神经和其他脑神经麻痹。不能吞咽,同时四肢无力到瘫痪,活动时有轻度呼吸困难,但不需要气管切开行人工呼吸
极重型	在数小时至2天,发展到四肢瘫痪,吞咽不能,呼吸机麻痹,必须立即气管切开行人工呼吸,伴有严重心血管功能障碍或暴发型并入此型
再发型	数月(4～6个月)至10多年可有多次再发,轻重如上述症状,应加倍注意,往往比首发重,可由轻型直到极重型症状
慢性型或慢性炎症脱髓鞘多发性神经病	由2个月至数月乃至数年缓慢起病,经久不愈,脑神经受损少,四肢肌肉萎缩明显,脑脊液蛋白含量持续增高
变异型	纯运动型GBS;感觉型GBS;多脑神经型GBS;纯自主神经功能不全型GBS;其他还有Fisher综合征、少数GBS伴一过性锥体束征和伴小脑共济失调等

三、辅助检查

(一)脑脊液检查

1.蛋白细胞分离

病初期蛋白含量与细胞数均无明显变化,1周后蛋白含量开始增高,病后4～6周达高峰,最高可达10 g/L,一般为1～5 g/L。蛋白含量高低与病情不呈平行关系。在疾病过程中,细胞数多为正常,有少数可轻度增高,表现蛋白-细胞分离现象。

2.免疫球蛋白含量升高

脑脊液中 IgG、IgM、IgA 含量明显升高,可出现寡克隆 IgG 带,阳性率在 70%以上。

(二)血液检查

1.血常规

白细胞多数正常,部分患者中等多核白细胞增多,或核左移。

2.外周血

T 细胞亚群异常,急性期患者抑制 T 细胞(Ts)减少,辅助 T 细胞(Th)与 Ts 之比(Th/Ts细胞)升高。

3.血清免疫球蛋白含量升高

血清中 IgG、IgM、IgA 等含量均明显升高。

(三)电生理检查

1.肌电图

约有 80%的患者神经传导速度减慢,运动神经传导速度减慢更明显,常有神经传导潜伏期延长,F 波的传导速度减慢。当临床症状消失后,神经传导速度仍可减慢,可持续几个月或更长时间。此项检查可预测患者的预后情况。

2.心电图

多数患者的心电图正常,部分患者出现 ST 段降低、T 波低平、窦性心动过速,以及心肌劳损、传导阻滞、心房颤动等表现。

四、诊断与鉴别诊断

(一)诊断

根据如下表现,典型病例诊断并不困难:①儿童与青少年多发;②病前多有上呼吸道或胃肠道感染或疫苗接种史;③急性或亚急性起病;④表现双下肢或四肢无力,对称性弛缓性瘫痪,腱反射减弱或消失;⑤可有脑神经受损;⑥多有感觉异常;⑦脑脊液有蛋白-细胞分离现象等。

《中华神经精神科杂志》编委会于 1993 年 10 月召开 GBS 研讨会,会议以 Asbury AK(1990)发表的标准,结合国情制定我国 GBS 诊断标准如下。

(1)进行性肢体力弱,基本对称,少数也可不对称,轻则下肢无力,重则四肢瘫,包括躯体瘫痪、延髓性麻痹、面肌以至眼外肌麻痹,最严重的是呼吸机麻痹。

(2)腱反射减弱或消失,尤其是远端常消失。

(3)起病迅速,病情呈进行性加重,常在数天至一两周达高峰,到第4周停止发展,稳定,进入恢复期。

(4)感觉障碍主诉较多,客观检查相对较轻,可呈手套样、袜子样感觉异常或无明显感觉障碍,少数有感觉过敏,神经干压痛。

(5)脑神经受损以舌咽神经、迷走神经、面神经多见,其他脑神经也可受损,但视神经、听神经几乎不受累。

(6)可合并自主神经功能障碍,如心动过速、高血压、低血压、血管运动障碍、出汗多,可有一时性排尿困难等。

(7)病前1～3周约半数有呼吸道、肠道感染,不明原因发热、水痘、带状疱疹、腮腺炎、支原体、疟疾等,或淋雨受凉、疲劳、创伤、手术等。

(8)发病后2～4周进入恢复期,也可迁延至数月才开始恢复。

(9)脑脊液检查,白细胞数常少于$10\times10^6/L$,1～2周蛋白含量增高,呈蛋白-细胞分离现象,如细胞数超过$10\times10^6/L$,以多核为主,则需排除其他疾病。细胞学分类以淋巴细胞、单核细胞为主,并可出现大量吞噬细胞。

(10)电生理检查,病后可出现神经传导速度明显减慢,F反应近端神经干传导速度减慢。

(二)鉴别诊断

1.多发性周围神经病

(1)缓慢起病。

(2)感觉神经、运动神经、自主神经同时受累,远端重于近端。

(3)无呼吸肌麻痹。

(4)无神经根刺激征。

(5)脑脊液正常。

(6)多能查到病因,如代谢障碍、营养缺乏、药物中毒,或有重金属及化学药品接触史等。

2.低钾型周期麻痹

(1)急性起病,四肢瘫痪,近端重、远端轻,下肢重、上肢轻。

(2)有反复发作史或家族史,病前常有过饱、过劳、饮酒史。

(3)无脑神经损害,无感觉障碍。

(4)脑脊液正常。

(5)发作时可有血清钾低。

(6)心电图出现 Q-T 间期延长,ST 段下移,T 波低平或倒置,可出现宽大的 U 波或 T 波、U 波融合等低钾样改变。

(7)补钾后症状迅速改善。

3.全身型重症肌无力

(1)四肢无力,晨轻夕重,活动后加重,休息后症状减轻。

(2)无感觉障碍。

(3)常有眼外肌受累,表现上眼睑下垂、复视等。

(4)新斯的明试验或疲劳试验阳性。

(5)肌电图重复刺激波幅减低。

(6)脑脊液正常。

4.急性脊髓炎

(1)先驱症状发热。

(2)急性起病,数小时或数天达高峰。

(3)脊髓横断性损害,有明显的节段性感觉平面,有传导束性感觉障碍,脊髓休克期后应出上单位瘫。

(4)括约肌症状明显。

(5)脑脊液多正常,或有轻度的细胞数和蛋白含量增多。

5.急性脊髓灰质炎

患者常未服或未正规服用脊髓灰质炎疫苗。①起病时常有发热;②急性肢体弛缓性瘫痪,多为节段性,瘫痪肢体多明显不对称;③无感觉障碍,肌萎缩出现较早;④脑脊液蛋白含量和细胞数均增多;⑤肌电图呈失神经支配现象,运动神经传导速度可正常,或有波幅减低。

6.多发性肌炎

(1)常有发热、皮疹、全身不适等症状。

(2)全身肌肉广泛受累,以近端多见,表现酸疼无力。

(3)无感觉障碍。

(4)血常规白细胞计数增高、血沉快。

(5)血清肌酸激酶、醛缩酶和丙氨酸氨基转移酶明显增高。

(6)肌电图示肌源性改变。

(7)病理活检示肌纤维溶解断裂,炎细胞浸润,毛细血管内皮细胞增厚。

7.血卟啉病

(1)急性发作性弛缓性瘫痪。

(2)急性腹痛伴有恶心、呕吐。

(3)有光感性皮肤损害。

(4)尿呈琥珀色,暴露在日光下呈深黄色。

8.肉毒中毒

(1)有进食物史,如吃家制豆腐乳、豆瓣酱后发病,且与同食者一起发病。

(2)有眼肌麻痹、吞咽困难、呼吸肌麻痹、心动过缓等。

(3)肢体瘫痪轻。

(4)感觉无异常。

(5)脑脊液正常。

9.脊髓肿瘤

(1)起病缓慢。

(2)常有单侧神经根痛,后期可双侧持续痛。

(3)早期一般来说病侧肢体无力,后期双侧受损或出现脊髓横断性损害。

(4)腰椎穿刺椎管梗阻。

(5)脊髓 MRI 检查可显示占位性病变。

五、治疗

(一)一般治疗

由于 GBS 病因及发病机制不清,目前尚无特效治疗,但 GBS 的病程自限,如能精心护理及给予恰当的支持治疗,一般预后良好。急性期患者需要及时住院观察病情变化,GBS 最严重和危险的情况是发生呼吸肌麻痹,所以要严密监控患者的自主呼吸;新入院患者病情尚未得到有效控制,尤其需要观察有无呼吸肌麻痹的早期症状,如通过询问患者呼吸是否费力,有无胸闷、气短,能否吞咽及咳嗽等;观察患者的精神状态、面色改变等可了解其呼吸情况。同时:①加强口腔护理,常拍背,有痰要及时吸痰,或体位引流,清除口腔内分泌物,保持呼吸道畅通,预防呼吸道感染。②对重症患者应进行心肺功能监测,发现病情变化及时处置,如呼吸肌麻痹则及时抢救,尽早使用呼吸器,是减少病死率的关键。③有吞咽困难者应尽早鼻饲,防止食物流入气管内而窒息或引起肺部感染。④瘫痪肢体要保持功能位,适当进行康复训练,防止肌肉萎缩,促进瘫痪肢体的功能恢复。⑤定时翻身,受压部位要经常给予按摩,改善局部的血液循环,预防压疮。

(二)呼吸肌麻痹抢救

呼吸肌麻痹表现:①患者说话声音低,咳嗽无力;②呼吸困难或矛盾呼吸(当肋间肌麻痹时吸气时腹部下陷）。

1.呼吸肌麻痹的处理

当患者有轻度呼吸肌麻痹时，首先是口腔护理，及时清除口腔内分泌物，湿化呼吸道，用蒸汽吸入或超声雾化，2～4 次/天。每次 20 分钟，可降低痰液黏稠度，有利痰液的排出。对重症 GBS 患者要床边监护，每 2 小时测量呼吸量，当潮气量＜1 000 mL 时或患者连续读数字不超过 4 时，说明换气功能不好，患者已血氧不足、二氧化碳潴留，需及时插管行人工呼吸。

2.应用人工呼吸机的指标

（1）患者呼吸浅、频率快、烦躁不安等呼吸困难，四肢末梢轻度发绀有缺氧。

（2）检测二氧化碳分压达 8 kPa（60 mmHg）以上。

（3）氧分压低于 6.5 kPa（50 mmHg）或动脉 pH 在 7.3 及以下时，均提示有缺氧和二氧化碳潴留，要尽快使用人工辅助呼吸纠正乏氧。

3.停用人工呼吸机的指征

（1）患者神经系统症状改善，呼吸功能恢复正常。

（2）平静呼吸时矛盾呼吸基本消失。

（3）肺通气功能维持正常生理需要。

（4）肺部炎症基本控制。

（5）血气分析正常。

（6）间断停用呼吸器无缺氧现象。

（7）已达 24 小时以上的正常自主呼吸。

4.气管切开插管的指征

（1）GBS 患者发生呼吸肌麻痹。

（2）或伴有舌咽神经、迷走神经受累。

（3）或伴有肺部感染，患者咳嗽无力，呼吸道分泌物排出有困难时，应及时行气管切开，保持呼吸道畅通。气管切开后要严格执行气管切开护理规范。

5.拔管指征

（1）患者有正常的咳嗽反射。

（2）口腔内痰液能自行咳出。

（3）深吸气时无矛盾呼吸。

（4）肺部炎症已控制。

（5）吞咽功能已恢复。

（6）血气分析正常。

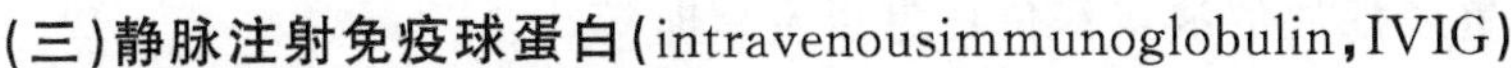

（三）静脉注射免疫球蛋白（intravenousimmunoglobulin，IVIG）

1.免疫球蛋白治疗 GBS 的机制

（1）通过 IgG 的 Fc 段封闭靶细胞 Fc 受体，阻断抗原刺激和自身免疫反应。

（2）通过 IgG 的 Fab 段结合抗原，防止产生自身抗体，或与免疫复合物中抗原结合，更易被巨噬细胞清除。

（3）中和循环中的抗体，可影响 T、B 细胞的分化及成熟，抑制白细胞免疫反应及炎症细胞因子的产生等。

2.临床应用指征

（1）急性进展期不超过 2 周，且独立行走不足 5 m 的 GBS 患者。

（2）使用其他疗法后，病情仍继续恶化者。

（3）对已用 IVIG 治疗，病情仍继续加重者或 GBS 复发者。

（4）病程超过 4 周，可能为慢性炎性脱髓鞘性多发性神经病者。

3.推荐用量

人免疫球蛋白制剂 400 mg/(kg·d)，开始速度要慢，40 mL/h，以后逐渐增加至100 mL/h，静脉滴注，5 天为 1 个疗程。该治疗见效快，不需要复杂设备，用药安全，故已推荐为重型 GBS 患者的一线用药。

4.不良反应

有发热、头痛、肌痛、恶心、呕吐、皮疹及短暂性肝功能异常等，经减慢滴速或停药即可消失。偶见如变态反应、溶血、肾衰竭等。不良反应发生率在 1%～15%，通常低于 5%。

5.禁忌证

免疫球蛋白过敏、高球蛋白血症、先天性 IgA 缺乏患者。

（四）血浆置换（plasma exchange，PE）

血浆置换疗法可清除患者血中的有害物质，特别是髓鞘毒性抗体及致敏的淋巴细胞、抗原-免疫球蛋白的免疫复合物、补体等，从而减轻和避免神经髓鞘的损害，改善和缓解临床症状，并缩短患者从恢复到独立行走的时间，缩短患者使用呼吸机辅助呼吸的时间，能明显降低重症的病死率。每次交换血浆量按 40～50 mL/kg 计算或 1～1.5 倍血浆容量计算，血容量恢复主要依靠 5%人血清蛋白。从患者静脉抽血后分离血细胞和血浆，弃掉血浆，将洗涤过的血细胞与 5%人血清蛋白重新输回患者体内。轻度、中度和重度患者每周应分别做 2 次、4 次和 6 次。不良反应有血容量减少、心律失常、心肌梗死、血栓、出血、感染及局部血肿等。血浆置换疗法的缺点是价格昂贵及费时等。

禁忌证：严重感染、心律失常、心功能不全和凝血功能异常者。

（五）激素

目前激素对 GBS 的治疗作用及疗效意见尚不一致，有的学者认为急性期应用激素治疗无效，不能缩短病程和改善预后，甚至推迟疾病的康复和增加复发率。也有报道称应用甲泼尼龙治疗轻、中型 GBS 效果较好，减轻脱髓鞘程度，改善神经传导功能；重型 GBS 患者肺部感染率较高，还有合并应激性上消化道出血者，不主张应用。临床诊疗指南：规范的临床试验未能证实激素治疗 GBS 的疗效，应用甲泼尼龙冲击治疗 GBS 也没有发现优于安慰剂对照组。因此，AIDP 患者不宜首先推荐应用大剂量激素治疗。

激素不良反应：①大剂量甲泼尼龙冲击治疗能升高血压，平均动脉压增高 1.7～3.6 kPa(12～27 mmHg)。②静脉滴注速度过快可出现心律失常。③有精神症状，如语言增多、欣快等。④其他有上消化道出血、血糖升高、面部潮红、踝部水肿等。

（六）神经营养剂

神经营养药可促进周围损害的神经修复和再生；促进神经功能的恢复。常用有 B 族维生素、辅酶 A、ATP、细胞色素 C、肌苷、胞磷胆碱等。

（七）对症治疗

1.呼吸道感染

重型 GBS 患者易合并呼吸道感染，如有呼吸道感染者，除加强护理及时清除呼吸道分泌物外，还要应用有效足量的抗生素控制呼吸道炎症。

2.心律失常

重型 GBS 患者出现心律失常，多由机械通气、肺炎、酸碱平衡失调、电解质紊乱、自主神经功能障碍等引起。首先明确引起心律失常的病因，再给予相应的处理。

3.尿潴留、便秘

尿潴留可缓慢加压按摩下腹部排尿。预防便秘应鼓励患者多进食新鲜蔬菜、水果，多饮水，每天早晚按摩腹部，促进肠蠕动以防便秘。

4.心理护理

因突然发病，进展又快，四肢瘫，或不能讲话，患者会很紧张、恐惧、焦虑、悲观，心理负担很大，医务人员要鼓励开导患者，树立信心和勇气，消除不良情绪，

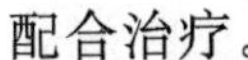

配合治疗。

(八)康复治疗

GBS是周围神经脱髓鞘疾病,肌肉出现失神经支配,肌肉萎缩,所以对四肢瘫痪的患者要尽早开始康复治疗,可明显改善神经功能。对肌力在Ⅲ级以上者,鼓励患者要进行主动运动锻炼。肌力在0～Ⅱ级者,支具固定,保持肢体关节功能位,同时做被动运动训练和按摩,其作用是保持和增加关节活动度,防止关节挛缩变形、肌肉萎缩及足下垂,改善局部血液循环,有利于瘫痪肢体的恢复。另外,还要进行日常生活能力的训练,复合动作训练及作业(即职业)训练等。康复治疗的效果与疾病的严重程度、病程、坚持训练等有关。从患者就诊开始,早期治疗的同时就要注意早期康复治疗。康复治疗不是一朝一夕之事,要鼓励患者持之以恒、循序渐进地坚持功能练习。

第六节　慢性吉兰-巴雷综合征

慢性炎症性脱髓鞘性多发性神经病(chronic inflammatory demyelinating polyneuropathy,CIDP)又叫慢性吉兰-巴雷综合征,是一种慢性病程进展的,临床表现与AIDP相似的自身免疫性周围神经脱髓鞘疾病。CIDP发病率较AIDP低。

一、病因及发病机制

本病发病机制未明,与AIDP相似而不相同。CIDP体内可发现β-微管蛋白抗体和髓鞘结合糖蛋白抗体,却未发现与AIDP发病密切相关的针对空肠弯曲菌及巨细胞病毒等感染因子免疫反应的证据。

二、病理

炎症反应不如AIDP明显,周围神经的供血血管周围可见单核细胞浸润,神经纤维水肿,有节段性髓鞘脱失和髓鞘重新形成的存在。施万细胞再生呈“洋葱头样”改变,轴索损伤也常见。

三、临床表现

起病隐匿,男女发病率相似,各年龄组均可发病。病前少见前驱感染,起病缓慢，并逐步进展达2个月以上。少数患者呈亚急性起病。临床表现主要为对称性肢体远端或近端无力，大多自远端向近端发展，近端受累较重。一般不累及延髓肌致吞咽困难，呼吸困难更为少见。感觉障碍常见的主诉有麻木、刺痛、紧束、烧灼或疼痛感，客观检查可见感觉丧失，不能识别物体，不能完成协调动作，肢体远端重。查体示四肢肌力减退，肌张力低，伴或不伴肌萎缩，四肢腱反射减低或消失，四肢末梢性感觉减退或消失，腓肠肌可有压痛，Kernig征可阳性。

四、辅助检查

(一)脑脊液(CSF)检查

与AIDP相似，可见蛋白-细胞分离，蛋白含量波动于0.75～2 g/L，病情严重程度与CSF蛋白含量呈正相关。少数CIDP患者蛋白含量正常，少数患者可出现寡克隆IgG区带。

(二)电生理检查

早期行EMG检查有神经传导速度减慢，F波潜伏期延长，提示脱髓鞘病变，发病数月后30%患者可有动作电位波幅减低提示轴索变性。

(三)腓肠神经活检

可见反复节段性脱髓鞘与再生形成的“洋葱头样”提示CIDP。

五、诊断及鉴别诊断

(一)诊断

根据中华医学会神经病学分会的意见，CIDP的诊断必需条件如下。

1.临床检查

(1)一个以上肢体的周围性进行性或多发性运动、感觉功能障碍，进展期超过2个月。

(2)四肢腱反射减弱或消失。

2.电生理检查(NCV)

显示近端神经节段性脱髓鞘，必须具备以下4条中的3条。

(1)2条或多条运动神经传导速度减慢。

(2)1条或多条运动神经部分性传导阻滞或短暂离散，如腓神经、尺神经或正中神经等。

(3)2条或多条运动神经远端潜伏期延长。

(4)2条或多条运动神经刺激10～15次后F波消失或最短P波潜伏期延长。

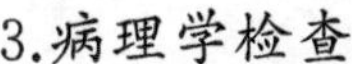

3.病理学检查

神经活检示脱髓鞘与髓鞘再生并存。

4.CSF 检查

(1)若 HIV 阴性，细胞数<10×10^6/L；若 HIV 阳性，50×10^6/L。

(2)性病筛查实验(venereal disease research laboratories，VDRL)阴性。

(二)鉴别诊断

1.多灶性运动神经病

多灶性运动神经病是以运动神经末端受累为主的进行性周围神经病，临床表现为慢性非对称性肢体远端无力，以上肢为主，感觉正常。

2.进行性脊肌萎缩

进行性脊肌萎缩也为缓慢进展病程，但运动障碍不对称分布，有肌束震颤，无感觉障碍。神经电生理示 NCV 正常，EMG 可见纤颤波及巨大电位。

3.遗传性运动感觉性神经元病

一般有遗传家族史，常合并有手足残缺，色素性视网膜炎等，确诊需依靠神经活检。

4.代谢性周围神经病

有原发病的症状和体征。

六、治疗

许多免疫治疗方法都可以用于 CIDP，并可获得较好疗效。

(一)激素

绝大多数 CIDP 患者对激素疗效肯定。临床应用泼尼松 100 mg/d，连用2～4 周，再逐渐减量，大多数患者 2 个月内出现肌力改善.地塞米松 40 mg/d，静脉滴注，连续 4 天。然后 20 mg/d，共 12 天，再10 mg/d，又12 天。共 28 天为 1 个疗程，治疗 6 个疗程后症状可见缓解。

(二)血浆交换(PE)和静脉注射免疫球蛋白(IVIG)

PE 每周行 2～3 次，约 3 周起效，短期疗效好。半数以上患者大剂量 IVIG 治疗有效，一般用 IVIG 0.4 g/(kg·d)，连续 5 天。或 1.0 g/(kg·d)，连用 2 天，可重复使用。IVIG 和 PE 短期疗效相近，与大剂量激素合用疗效更好。

(三)免疫抑制剂

以上治疗无效可试用免疫抑制剂如环磷酰胺、硫唑嘌呤、环孢素 A 等，可能有效。

第三章

自主神经疾病

第一节　间 脑 病 变

间脑由丘脑、丘脑底、下丘脑、膝状体及第三脑室周围结构所组成，是大脑皮质与各低级部位联系的重要结构。“间脑病变”一词，一般用于包括与间脑有关的自主神经功能障碍、精神症状和躯体方面的体重变化、水分潴留、体温调节、睡眠-觉醒节律、性功能、皮肤素质等异常和反复发作性的综合征，脑电图中可有特征性变化。

一、病因和病理

引起间脑病变最主要的原因为肿瘤，如颅咽管瘤、垂体瘤或丘脑肿瘤的压迫。其次是感染、损伤、中毒和血管疾病等。据文献报道 160 例的综合性统计中，肿瘤占 52%，炎症(如脑膜炎、脑炎、结核、蛛网膜炎等)占 20%，再次为血管病变、颅脑损伤等。少数病因不明。

间脑病变的症状与间脑破坏的程度不成比例。在动物实验中，破坏第三脑室的底部达 1/4 可不发生任何症状；破坏下丘脑后部达 2/3 则可引起恶病质而死亡。据对第一、二次世界大战中大量的脑损伤病例的观察，发现间脑损害患者的所谓间脑病变的症状并不多见。有人分析了2 000 例脑损伤的间脑反应，认为“间脑病”的诊断应当小心。反之，某些患者有较严重的自主神经、心血管系统、水代谢、睡眠-觉醒系统的功能紊乱，但在死后的检查中并不一定有严重的间脑破坏和组织学改变，或仅见轻度脑萎缩等。

二、临床表现

间脑病变的临床表现极为复杂，基本可分为定位性症状和发作性症状两大方面。

（一）定位性症状

1.睡眠障碍

睡眠障碍是间脑病变的突出症状之一。下丘脑后部病变时，大部分患者有睡眠过多现象，即嗜睡，但少数患者失眠。当下丘脑后区大脑脚受累时，则表现为发作性嗜睡病和猝倒症等。常见的临床类型如下。

(1)发作性睡病：表现为发作性的不分场合的睡眠，持续数分钟至数小时，睡眠性质与正常人相似。这是间脑特别是下丘脑病变中最常见的一种表现形式。

(2)异常睡眠症：发作性睡眠过多，每次发作时可持续睡眠数天至数周，但睡眠发作期常可喊醒吃饭、小便等，饭后又睡，其睡眠状态与正常相同。

(3)发作性嗜睡-强食症：患者不可控制地出现发作性睡眠，每次睡眠持续数小时至数天，醒后暴饮暴食，食量数倍于常量，且极易饥饿。患者多数肥胖，但无明显内分泌异常。数月至数年反复发作1次，发作间并无异常。起病多在10～20岁，男性较多，至成年后可自愈。

2.体温调节障碍

下丘脑病变产生的体温变化，可表现如下特征。

(1)低热：一般维持于37.3～37.8 ℃，很少达39 ℃以上。如连续测量几天体温，有时可发现体温的曲线是多变性的，这种24小时体温曲线，有助于了解温度调节障碍。

(2)体温过低：下丘脑的前部和邻近的隔区与身体的散热可能有关，主要通过皮肤血管扩张和排汗(副交感神经)调节，而下丘脑的后侧部则可能与保热和产热有关，主要通过肌肉的紧张和皮肤血管收缩(交感神经)造成。故当下丘脑前部或灰结节区病变时，散热发生故障，这时很容易使温度过高；而下丘脑后侧部病变时产热机制减弱或消失，常可引起体温过低。

(3)高热：下丘脑视前区两侧急性病变常有体温很快升高，甚至死亡后仍然有很高体温。神经外科手术或急性颅脑损伤影响该区域时，往往在12小时内出现高热，但肢体是冰冷的，躯干温暖，有些患者甚至心率及呼吸保持正常。高热时服解热剂无效，体表冷敷及给氯丙嗪降温反应良好。但是下丘脑占位性病变，可因破坏区域极广而没有体温的明显变化；反之，亦可因下丘脑肿瘤选择性地破坏而引起体温持久升高，脑桥中脑血管性病变也可出现高热。

3.尿崩症

下丘脑的病变损害视上核、室旁核或视上核-垂体束，均常发生血管升压素分泌过少,可引起尿崩症。各种年龄均可得病,但以10～20岁为多,男性稍多于女性。起病可骤可缓。主要症状有多尿(失水)、口渴、多饮。每昼夜排尿总量常在5～6 L,多至10 L余,尿比重低(<1.006),但不含糖。每天饮水也多,总量与尿量相接近,如限制喝水,尿量往往仍多而引起失水。患者有头痛、疲乏、肌肉疼痛、体温降低、心动过速、体重减轻。久病者常因烦渴多饮,日夜不宁,发生失眠、焦虑、烦躁等神经情绪症状。若下丘脑前部核群功能亢进,或双侧视交叉上核损害,偶尔亦发生少饮及乏尿症。

4.善饥

下丘脑病变引起过分饥饿较烦渴症状为少见。善饥症发现在额叶双侧病变,包括大脑皮质弥散性疾病及双侧前额叶切除后。轻度善饥症状见于激素治疗及少数精神分裂症患者。这些患者对食欲估计不能。在强食症中,表现过分饥饿,伴周期性发作性睡眠过度等症状,常归因于下丘脑病变。双额叶病变时,偶亦发生善饥,表现贪食,吃不可食的东西,同时有视觉辨别功能丧失、攻击行为及性活动增加等症状。

5.性功能和激素代谢障碍性功能异常

表现为性欲减退,儿童病例有发育迟缓或早熟,青春期后女性则月经周期改变或闭经,男性则精子形成障碍甚至阳痿。Bauer分析60例下丘脑病变,有24例发育早熟,19例为性功能减退。此种障碍之出现常用下丘脑脊髓纤维及下丘脑垂体纤维通过神经体液的调节紊乱来解释。若下丘脑的乳头体,灰结节部附近患有肿瘤,则来自结节漏斗核的下丘脑垂体纤维受阻,能影响腺垂体的促性腺激素的释放,使内分泌发生异常。下丘脑的脊髓纤维可调节脊髓各中枢活动,改变性功能。成人脑底部肿瘤,刺激下丘脑前方或腹内侧区时,偶亦发生性欲过旺者。

闭经-溢乳综合征的主要机制是催乳素分泌过多,高催乳素血症抑制下丘脑促性腺释放激素的分泌。常由肿瘤(垂体肿瘤等)、下丘脑与垂体功能障碍或服用多巴胺受体阻滞剂(硫代二苯胺、氟哌啶醇)等各种因素所致。间脑病时激素代谢的改变以17-酮类固醇类最明显。因17-酮类固醇类是许多肾上腺皮质激素和性激素的中间代谢产物,正常人每昼夜排出量为10～20 mg,某些患者可增高到20～40 mg。17-羟皮质固醇的测定同样也可有很大的波动性,排出量可以增高达14 mg。

6.脂肪代谢障碍

肥胖是由于下丘脑后方病变累及腹内侧核或结节附近所致,常伴有性器官发育不良症，称肥胖性生殖不能性营养不良综合征。继发性者常为下丘脑部肿瘤或垂体腺瘤压迫下丘脑所致，其次为下丘脑部炎症。原发性者多为男性儿童，起病往往颇早，有肥胖和第二性征发育不良，但无垂体功能障碍。肥胖为逐渐进展性，后期表现极其明显，脂肪分布以面部、颈及躯干最著，其次为肢体的近端。皮肤细软，手指细尖，常伴有骨骼过长现象。

消瘦在婴儿多见，往往因下丘脑肿瘤或其他病变引起，如肿瘤破坏双侧视交叉上核、下丘脑外侧区或前方，均可发生厌食症，吞咽不能，体重减轻。在成人有轻度体重下降，乏力，但极端恶病质常提示有垂体损害。垂体性恶病质(Simmond 综合征)的特征为体重减轻，厌食，皮肤萎缩，毛发脱落，肌肉软弱，怕冷，心跳缓慢，基础代谢率降低等。本征亦发生于急性垂体病变，例如头颅外伤、肿瘤、垂体切除术后。垂体性恶病质反映腺垂体促甲状腺素、促肾上腺皮质激素及促性腺激素的损失。近年来研究，下丘脑还能分泌多种释放因子(主要是由蛋白质或多肽组成)调节腺垂体各种内分泌激素的分泌功能，因此单纯下丘脑损伤时，可以出现许多代谢过程的紊乱。

7.糖、蛋白代谢及血液其他成分的改变

下丘脑受损时，血糖往往升高或降低。当下丘脑受急性损伤或刺激时，可产生高血糖，但血清及小便中酮体往往阴性。在动物实验中，损伤下丘脑之前方近视交叉处或破坏室旁核时，能引起低血糖及增加胰岛素敏感性。蛋白质代谢障碍表现为血浆蛋白中清蛋白减低，球蛋白增高，因而 A/G 系数常常低于正常。用电泳法观察，发现球蛋白中以 α_2-球蛋白的上升比较明显，β 部分减低。间脑疾病时血中钠含量一般都处于较低水平，血溴测定常增高。其次也可以发生真性红细胞增多症，在无感染情况下也可出现中性粒细胞的增多。

8.胃十二指肠溃疡和出血

在人及动物的急性下丘脑病变中，可伴有胃十二指肠溃疡及出血。但下丘脑的前方及下行至延髓中的自主神经纤维，在其径路上的任何部位，有急性刺激性病变时，均可引起胃和十二指肠黏膜出血和溃疡形成。产生黏膜病变的原理有两种意见，一种认为由于交感神经血管收缩纤维的麻痹，可发生血管扩张，而导致黏膜出血；另一种认为是迷走神经活动过度的结果，使胃肠道肌肉发生收缩，引起局部缺血与溃疡形成。

消化性溃疡常发生于副交感神经过度紧张的人。颅内手术后并发胃十二指肠溃疡的发生率不高。根据颅内病变(脑瘤、血管病变)352 例尸检病例报道，有上消化道出血及溃疡的占12.5％，内科病例(循环、呼吸系统病变等)非颅内病变的1 580例，伴上消化道出血及溃疡的占6%，显然以颅内病变合并上消化道出血的比率为高。上海市仁济医院神经科298例脑出血、鞍旁及鞍内肿瘤病例的统计，有上消化道出血的仅占6%，发病率似较偏低。

9.情绪改变

动物实验中见到多数双侧性下丘脑病损的动物，都有较为重要的不正常行为。研究指出，下丘脑的情绪反应不仅决定于丘脑与皮质关系上，当皮质完整时，在刺激乳头体、破坏下丘脑的后腹外核及视前核有病变时均可引起。主要的精神症状包括兴奋、病理性哭笑、定向力障碍、幻觉及激怒等。

10.自主神经功能症状

下丘脑前部及灰结节区为副交感神经调节，下丘脑后侧部为交感神经调节。下丘脑病变时自主神经是极不稳定的，心血管方面的症状常是波动性的，血压大多偏低，或有位置性低血压，但较少有血压增高现象。一般下丘脑后方及腹内核病变或有刺激现象时，有血压升高、心率加快、呼吸加快，胃肠蠕动和分泌抑制，瞳孔扩大；下丘脑前方或灰结节区刺激性病变，则血压降低、心率减慢、胃肠蠕动及分泌增加、瞳孔缩小。但新近研究指出，在视上核及室旁核或视前区类似神经垂体，有较高浓度的血管升压素及催产素，说明下丘脑前方也可引起高血压。若整个下丘脑有病变则血压的改变更为复杂、不稳。伴有心率、脉搏减慢，有时出现冠状动脉的供血不足，呼吸浅而慢，两侧瞳孔大小不对称，偶可引起排尿障碍，常有心脏、胃肠、膀胱区不适感，因结肠功能紊乱，偶有大便溏薄，便秘与腹泻交替出现的情况。

（二）发作性症状

常以间脑癫痫为主要表现。所谓间脑性癫痫发作，实为下丘脑疾病所引起的阵发性自主神经系统功能紊乱综合征。发作前患者多先有情绪波动，食欲改变（增高或低下），头痛，打哈欠，恐惧不安，和心前区不适。发作时面色潮红或苍白、流涎、流泪、多汗、战栗、血压骤然升高、瞳孔散大或缩小、眼球突出、体温上升或下降、脉速、呼吸变慢、尿意感及各种内脏不适感，间或有意识障碍和精神改变等。发作后全身无力、嗜睡或伴有呃逆。每次发作持续数分钟到数小时。有的则突然出现昏迷，甚至心脏停搏而猝死。总之，每个患者的发作有固定症状和刻板的顺序，而各个患者之间则很少相同。

三、检查

（一）脑脊液检查

除占位病变有压力增高及炎性病变，有白细胞计数增多外，一般均属正常。

(二)X 线头颅正侧位摄片

偶有鞍上钙化点,蝶鞍扩大,或后床突破坏情况,必要时行血管造影及 CT 脑扫描。

(三)脑电图

能见到 14 Hz 的单向正相棘波或弥散性异常,阵发性发放的、左右交替的高波幅放电有助于诊断。

四、诊断

下丘脑病变的病因较多,临床症状表现不一,诊断较难,必须注意详细询问病史,并结合神经系统检查及辅助检查,细致分析考虑。时常发现下丘脑病理的改变很严重,而临床症状却不明显,亦有下丘脑病理改变不明显,而临床症状却很严重。必须指出,在亚急性或慢性的病变中,自主神经系统具有较强的代偿作用。因此不要忽略详细的自主神经系统检查,如出汗试验、皮肤划痕试验、皮肤温度测定、眼心反射、直立和卧倒试验及药物肾上腺素试验等,以测定自主神经的功能状况。脑电图的特征性改变有助于确定诊断。

五、治疗

(一)病因治疗

首先要分别肿瘤或炎症。肿瘤引起者应根据手术指征进行开颅切除或深度 X 线治疗。若为炎症,应先鉴别炎症性质为细菌性或病毒性,然后选用适当的抗生素、激素及中药等治疗。若系损伤和血管性病变所致,则应根据具体情况,采用手术、止血或一般支持治疗。非炎症性的慢性退行性的下丘脑病变,一般以对症治疗、健脑和锻炼身体为主。

(二)特殊治疗

(1)下丘脑病变,若以嗜睡现象为主者,则选用中枢兴奋药物口服,如苯丙胺、哌甲酯,甲氯芬酯等。

(2)尿崩症采用血管升压素替代治疗。神经垂体制剂常用者有下列 3 种:①垂体加压素以鞣酸盐油剂的作用时间为最长,肌内注射每次 0.5～1 mL,可维持 7～10 天。②神经垂体粉剂。可由鼻道给药,成人每次 30～40 mg,作用时间 6～8 小时,颇为方便。③氢氯噻嗪。若对此类药物有抗药、过敏或不能耐受注射者,可以本品代替。

(3)病变引起腺垂体功能减退者,可补偿周围内分泌腺(肾上腺、甲状腺、性腺)分泌不足,用合并激素疗法。例如甲状腺制剂合并可的松适量,口服,丙酸睾酮 25 mg,每周 1～3 次肌内注射,高蛋白饮食。若有电解质紊乱可考虑合用去氧皮质酮或甘草。

(4)间脑性癫痫发作,可采用苯妥英钠、地西泮或氯氮䓬等口服治疗。精神症状较明显的患者可应用氯丙嗪口服。但如有垂体功能低下的病例须注意出现危象。

(5)颅内压增高用脱水剂,如氨苯蝶啶 50 mg,3 次/天,口服;氢氯噻嗪 25 mg,3 次/天,口服;20%甘露醇 250 mL,静脉滴注等。

(三)对症治疗

血压偶有升高,心跳快,可给适量降压剂,必要时口服适量普萘洛尔。发热者可用中枢退热药物(阿司匹林、氯丙嗪)、苯巴比妥、地西泮、甲丙氨酯等或物理降温。合并胃及十二指肠出血,可应用适量止血剂,如酚磺乙胺及氨甲苯酸等。神经症状明显者,应采取综合疗法,首先要增强体质锻炼,如广播操、太极拳及气功等,建立正常生活制度,配合适当的休息,适量服用吡拉西坦康或健脑合剂等。对失眠者晚间用适量催眠剂,白天也可用适当镇静剂,头痛严重者也可用镇痛剂。

第二节　血管迷走性晕厥

晕厥是指突然发作的短暂的意识丧失,同时伴有肌张力的降低或消失,持续几秒至几分钟自行恢复,其实质是脑血流量的暂时减少。晕厥可由心血管疾病、神经系统疾病及代谢性疾病等引起,但临床根据病史、体格检查、辅助检查还有许多患者不能找到原因。血管迷走性晕厥(VS)是多发于青少年时期不明原因晕厥中最常见的病因,据统计,有 40%以上的晕厥属于此类。

血管迷走性晕厥是指各种刺激通过迷走神经介导反射,导致内脏和肌肉小血管扩张及心动过缓,表现为动脉低血压伴有短暂的意识丧失,能自行恢复,而无神经定位体征的一种综合征。

一、发病机制

虽然 Lewis 提出血管迷走性晕厥这一诊断已近 70 年,但至今人们对其病因及发病机制尚未完全阐明。目前多数学者认为，其基本病理生理机制是由于自主神经系统的代偿性反射受到抑制，而不能对长时间的直立体位保持心血管的代偿反应。正常人直立时，由于重力的作用，血液聚集在肢体较低的部位，头部和胸部的血液减少，静脉回流减少，使心室充盈及位于心室内的压力感受器失去负荷，向脑干中枢传入冲动减少，反射性地引起交感神经兴奋性增加和副交感神经活动减弱。通常表现为心率加快，轻微减低收缩压和增加舒张压。而血管迷走性晕厥的患者对长时间的直立体位不能维持代偿性的心血管反应。有研究报道，血管迷走性晕厥患者循环血液中儿茶酚胺水平和心脏肾上腺素能神经的张力持续增加，导致心室相对排空的高收缩状态，进而过度刺激左心室下后壁的机械感受器，使向脑干发出的迷走冲动突然增加，诱发与正常人相反的反射性心动过缓和外周血管扩张，导致严重的低血压和心动过缓，引起脑灌注不足、脑低氧和晕厥。

另外，人们研究还发现，神经内分泌调节也参与了血管迷走性晕厥的发病机制，包括肾素-血管紧张素-醛固酮系统、儿茶酚胺、5-羟色胺、内啡肽以及一氧化氮等，但其确切机制还不清楚。

二、临床表现

血管迷走性晕厥多见于学龄期儿童，女孩多于男孩，通常表现为立位或坐位起立时突然发生晕厥，起病前可有短暂的头晕、注意力不集中、面色苍白、视、听觉下降，恶心、呕吐、大汗、站立不稳等先兆症状，严重者可有 10～20 秒的先兆。如能警觉此先兆而及时躺下，可缓解或消失。初时心跳常加快，血压尚可维持，以后心跳减慢，血压渐下降，收缩压较舒张压下降明显，故脉压缩小，当收缩压下降至 10.7 kPa(80 mmHg)时，可出现意识丧失数秒或数分钟，少数患者可伴有尿失禁，醒后可有乏力、头昏等不适，严重者醒后可有遗忘、精神恍惚、头痛等症状，持续 1～2 天症状消失。发作时查体可见血压下降、心跳缓慢、瞳孔扩大等体征。发作间期常无阳性体征。有研究发现，血管迷走性晕厥可诱发张力性阵挛样运动，可被误诊为癫痫。高温、通风不良、劳累及各种慢性疾病可诱发本病。

三、辅助检查

长期以来，明确神经介导的血管迷走性晕厥的诊断一直是间接、费时而且昂贵的，并且常常没有明确的结果。直立倾斜试验是近年来发展起来的一种新型检查方法，对血管迷走性晕厥的诊断起到决定性的作用。其阳性反应为试验中患者由卧位改为倾斜位后发生晕厥并伴血压明显下降或心率下降。

直立倾斜试验对血管迷走性晕厥的诊断机制尚未完全明确。正常人在直立倾斜位时，由于回心血量减少，心室充盈不足，有效搏出量减少，动脉窦和主动脉弓压力感受器传入血管运动中枢的抑制性冲动减弱，交感神经张力增高，引起心率加快，使血压维持在正常水平。血管迷走性晕厥的患者，此种自主神经代偿性反射受到抑制，不能维持正常的心率和血压，加上直立倾斜位时心室容量减少，交感神经张力增加，特别是在伴有异丙肾上腺素的正性肌力作用时，使充盈不足的心室收缩明显增强，此时，刺激左心室后壁的感受器，激活迷走神经传入纤维，冲动传入中枢，引起缩血管中枢抑制，而舒血管中枢兴奋，导致心动过缓和/或血压降低，使脑血流量减少，引起晕厥。有人认为抑制性反射引起的心动过缓是由于迷走神经介导的，而阻力血管扩张和容量血管收缩引起的低血压是交感神经受到抑制的结果。此外，Fish 认为血管迷走性晕厥的机制是激活 Bezold-Jarisch 反射所致。

直立倾斜试验的方法尚无一致标准，归纳起来有以下 3 种常用方法。

（一）基础倾斜试验

试验前 3 天停用一切影响自主神经功能的药物，试验前 12 小时禁食。患者仰卧 5 分钟，记录动脉血压、心率及Ⅱ导心电图，然后站立于倾斜板床（倾斜角度 60°）上，直至出现阳性反应或完成 45 分钟全程。在试验过程中，从试验开始即刻及每 5 分钟测量血压、心率及Ⅱ导联心电图 1 次，若患者有不适症状，可随时监测。对于阳性反应患者立即终止试验，并置患者于仰卧位，直至阳性反应消失，并准备好急救药物。

（二）多阶段异丙肾上腺素倾斜试验

实验前的准备及监测指标与基础倾斜试验相同。实验分 3 个阶段进行，每阶段先平卧 5 分钟，进行药物注射（异丙肾上腺素），待药物作用稳定后，再倾斜到 60°，持续 10 分钟或直至出现阳性反应。上一阶段若为阴性，则依次递增异丙肾上腺素的浓度，其顺序为 0.02～0.04 μg/（kg · min）、0.05～0.06 μg/（kg · min）及0.07～0.10 μg/（kg · min）。

（三）单阶段异丙肾上腺素倾斜试验

实验方法与多阶段异丙肾上腺素倾斜试验相同，但仅从第三阶段开始。

直立倾斜试验阳性结果的判断标准如下。患者在倾斜过程中出现晕厥或晕厥先兆（头晕并经常伴有以下一种或一种以上症状；视、听觉下降，恶心、呕吐、大汗、站立不稳等）的同时伴有以下情况之一者：①舒张压＜6.7 kPa (50 mmHg)

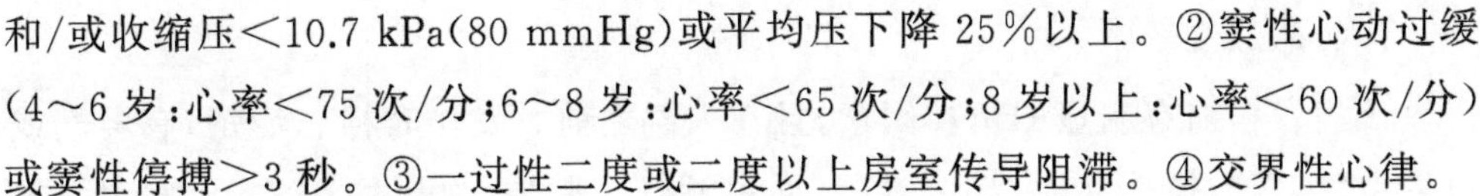

和/或收缩压＜10.7 kPa(80 mmHg)或平均压下降 25%以上。②窦性心动过缓(4～6 岁：心率＜75 次/分；6～8 岁：心率＜65 次/分；8 岁以上：心率＜60 次/分)或窦性停搏＞3 秒。③一过性二度或二度以上房室传导阻滞。④交界性心律。

四、诊断及鉴别诊断

对于反复晕厥发作的患者，经过详细地询问病史，了解发作时的症状与体征，再通过必要的辅助检查如心电图、脑电图、生化检查和直立倾斜试验等手段不难诊断，但要与以下疾病进行鉴别。

(一)心源性晕厥

该病是由心脏疾病引起的心排血量突然降低或排血暂停，导致脑缺血所引起。多见于严重的主动脉瓣或肺动脉瓣狭窄、心房黏液瘤、急性心肌梗死、严重的心律失常、Q-T 间期延长综合征等疾病。通过仔细询问病史、体格检查、心电图改变等易于鉴别。

(二)过度换气综合征

过度焦虑和癔症发作可引起过度换气，导致二氧化碳减少及肾上腺素释放、呼吸性碱中毒，脑血管阻力增加，脑血流量减少。发作之初，有胸前区压迫感、气闷、头晕、四肢麻木、发冷、手足抽搐、神志模糊等。症状可持续 10～15 分钟，发作与体位无关，血压稍降，心率增快，不伴有面色苍白，亦不因躺下而缓解。当患者安静后发作即终止，并可因过度换气而诱发。

(三)低血糖症晕厥

本病常有饥饿史或使用降糖药的病史，主要表现为乏力、出汗、饥饿感，进而出现晕厥和神志不清，晕厥发作缓慢，发作时血压和心率多无改变，可无意识障碍，化验血糖降低，静脉注射葡萄糖迅速缓解症状。

(四)癫痫

对于表现为惊厥样晕厥发作的血管迷走性晕厥患者要注意与癫痫鉴别，通过做脑电图、直立倾斜试验的检查不难鉴别。

(五)直立调节障碍

该病患者表现为由卧位直立瞬间或直立时间稍长可有出现头晕、眼花、胸闷不适等症状，严重者可有恶心、呕吐，甚至晕倒，不需治疗能迅速清醒，恢复正常。可通过直立试验、直立倾斜试验等加以鉴别。

(六)癔症性晕厥

该病发作前有明显的精神因素，且在人群之前。发作时神志清楚，有屏气或过度换气，四肢挣扎乱动，双目紧闭，面色潮红。脉搏、血压均正常，无病理性神经体征，发作持续数分钟至数小时不等，发作后情绪不稳，有晕倒，亦缓慢进行，不会受伤，常有类似发作史，易于血管迷走性晕厥鉴别。

五、治疗

血管迷走性晕厥的治疗有多种方法，要因人而异。

(1)一般治疗：医务人员要耐心细致地告诉患者和家属要正确认识本病的性质，并要求患者避免可能诱发血管迷走性晕厥的因素(如过热的环境和脱水等)，告诉患者在有发作先兆时要立即坐下或躺倒，对于只有一次或少数几次发病的患者可进行观察治疗。

(2)药物治疗。对于反复发作且发作前无任何先兆症状和症状严重的患者可选用下列药物治疗：①β受体阻滞剂如美托洛尔已用于预防并认为有效，因为其负性变力作用可阻缓突然的机械受体的激活，剂量 1～4 mg/(kg・d)，分 2 次口服。②丙吡胺因其具有负性变力作用和抗迷走作用而常常有效，剂量一般 3～6 mg/(kg・d)，分 4 次口服。③东莨菪碱氢溴酸东莨菪碱剂量为0.006 mg/(kg・次)口服。

(3)对于心脏抑制型、混合型表现的患者，可考虑心脏起搏治疗。

第三节　面偏侧萎缩症

面偏侧萎缩症为一种单侧面部组织的营养障碍性疾病，其临床特征是一侧面部各种组织慢性进行性萎缩。

一、病因

本症的原因尚未明了。由于部分病例伴有包括 Horner 综合征在内的颈交感神经障碍的症状，一般认为和自主神经系统的中枢性或周围性损害有关。其他学说牵涉到局部或全身性感染、损伤、三叉神经炎、结缔组织病、遗传变性等。起病多在儿童、少年期，一般在 10～20 岁，但无绝对年限。女性患者较多。

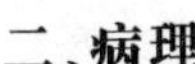

二、病理

面部病变部位的皮下脂肪和结缔组织最先受累，然后牵涉皮肤、皮下组织、毛发和脂腺，最重者侵犯软骨和骨骼。受损部位的肌肉因所含的结缔组织与脂肪消失而缩小，但肌纤维并不受累，且保存其收缩能力。面部以外的皮肤和皮下组织、舌部、软腭、声带、内脏等也偶被涉及。同侧颈交感神经可有小圆细胞浸润。部分病例伴有大脑半球的萎缩，可能是同侧、对侧或双侧的。个别并伴发偏身萎缩症。

三、临床表现

起病隐袭。萎缩过程可以在面部任何部位开始，以眶上部、颧部较为多见。起始点常呈条状，略与中线平行，皮肤皱缩，毛发脱落，称为“刀痕”。病变缓慢地发展到半个面部，偶然波及头盖部、颈部、肩部、对侧面部，甚至身体其他部分，病区皮肤萎缩、皱褶，常伴脱发，色素沉着，毛细血管扩张，汗分泌增加或减少，唾液分泌减少，颧骨、额骨等下陷，与健区皮肤界限分明。部分病例并呈现瞳孔变化、虹膜色素减少、眼球内陷或突出，眼球炎症、继发性青光眼、面部疼痛或轻度病侧感觉减退、面肌抽搐，以及内分泌障碍等。面偏侧萎缩症者，常伴有身体某部位的皮肤硬化。仅少数伴有临床癫痫发作或偏头痛，但约半数的脑电图记录有阵发性活动。

四、病程

发展的速度不定。大多数病例在进行数年至十余年后趋向缓解，但伴发的癫痫可能继续。

五、诊断

本症形态特殊，当患者出现典型的单侧面部萎缩，而肌力量不受影响时，不难诊断。仅在最初期可能和局限性硬皮病混淆。头面部并非后者的好发部位，本症的“刀痕”式分布也可帮助鉴别。

六、治疗

目前的治疗尚限于对症处理。有人用氢溴酸樟柳碱 5 mg 与生理盐水 10 mL混合，做面部穴位注射，对轻症可获一定疗效。还可采取针灸、理疗、推拿等。有癫痫、偏头痛、三叉神经痛、眼部炎症者应给相应治疗。

第四节 自发性多汗症

正常人在生理情况下排汗过多，可见于运动、高温环境、情绪激动以及进食辛辣食物时。另一类可为自发性，也可为炎热季节加重，这种出汗多常为对称性，且以头颈部、手掌、足底等处为明显。

一、病因

自发性多汗症病因多数不明，临床常见到下列因素。

(1)局限性及全身性多汗症：常发生于神经系统的某些器质性疾病，如丘脑、内囊、纹状体或脑干等处的损害时，可见偏身多汗。某些偏头痛、脑炎后遗症亦可见之。此外，小脑、延髓、脊髓、神经节、神经干的损伤、炎症及交感神经系统的疾病，均可引起全身或局部多汗。头部一侧多汗，常由于炎症、肿瘤或动脉瘤等刺激一侧颈交感神经节所引起。神经官能症患者因大脑皮质兴奋与抑制过程的平衡失调，亦可表现自主神经系统不稳定性，而有全身或一侧性过多出汗。

(2)先天性多汗症：往往局限于腋部、手掌、足趾等处，皮肤经常处于湿冷状态，可能与遗传因素有关。见于一些遗传性综合征，如 Spanlang-Tappeiner 综合征、Riley-Day 综合征等。

(3)多种内科疾病皆有促使全身汗液分泌过多的情况，例如结核病、伤寒等传染病、甲状腺功能亢进、糖尿病、肢端肥大病、肥胖症及铅、砷的慢性中毒等。

二、临床表现

多数病例表现为阵发性、局限性多汗，亦有泛发性、全身性，或偏侧性及两侧对称性。汗液分泌量不定，常在皮肤表面结成汗珠。气候炎热、剧烈运动或情感激动时加剧。依多汗的形式可有以下几种。

(一)全身性多汗

表现周身易出汗，外界或内在因素刺激时加剧，患者皮肤因汗液多，容易发生擦破、汗疹及毛囊炎等并发症。见于甲状腺功能亢进、脑炎后遗症、下丘脑损害后等。

(二)局限性多汗

好发于头、颈、腋及肢体的远端，尤以掌、跖部最易发生，通常对称地发生于两侧,有的仅发生于一侧或身体某一小片部位。有些患者的手部及足底经常淌流冷汗,尤其在情绪紧张时,汗珠不停渗流。有些患者手足部皮肤除湿冷以外,又呈苍白色或青紫色,偶尔发生水疱及湿疹样皮炎。有些患者仅有过多的足汗,汗液分解放出臭味,有时起泡或脱屑、角化层增厚。腋部、阴部也容易多汗,可同时发生臭汗症。多汗患者的帽子及枕头,可以经常被汗水中的油脂所污染。截瘫患者在病变水平以上常有出汗过多,颈交感神经刺激产生局部头面部多汗。

(三)偏身多汗

表现为身体一侧多汗,除临床常遇到卒中后遗偏瘫患者有偏瘫侧肢体多汗外,常无明显神经体征。自主神经系统检查,可见多汗侧皮温偏低,皮肤划痕试验可呈阳性。

(四)耳颞综合征

一侧脸的颞部发红,伴局限性多汗症。多汗常发生于进食酸、辛辣食物刺激味觉后,引起反射性出汗,某些病例尚伴流泪。这些刺激味觉后所致的出汗,同样见于颈交感神经丛、耳大和舌神经支配范围。颈交感性味觉性出汗常见于胸出口部位病变手术后。上肢交感神经切除无论是神经节或节前切除后数周或数年,约1/3患者发生味觉性出汗。

三、诊断

根据临床病史,症状及客观检查,诊断并不困难。

四、治疗

以去除病因为主。有时根据患者情况,可以应用下列方法。

(一)局限性多汗

特别四肢远端或颈部为主者,可用3%～5%甲醛溶液局部擦拭,或用0.5%醋酸铝溶液浸泡,1次/天,每次15～20分钟。全身性多汗者可口服抗胆碱能药物,如阿托品或颠茄合剂、溴丙胺太林等以抑制全身多汗症。对情绪紧张的患者,可给氯丙嗪、地西泮、氨氮䓬等。有人采用20%～25%氯化铝液酊(3次/周)或5%～10%硫酸锌等收敛剂局部外搽,亦有暂时效果。足部多汗患者,应该每天洗脚及换袜,必要时擦干皮肤后用25%氯化铝溶液,疗效较好。

(二)物理疗法

可应用自来水离子透入法,2～3次/周,以后每月1～2次维持,可获得疗效。

有人曾提出对严重的掌、跖多汗症，可试用深部 X 线照射局部皮肤，每次 1 Gy，1～2 次/周，总量 8～10 Gy。

(三)手术疗法

对经过综合内科治疗而无效的局部性顽固性多汗症，且产生工作及生活上妨碍者，可考虑交感神经切除术。术前均应先做普鲁卡因交感神经节封闭，以测试疗效。封闭后未见效果者，一般不宜手术。

第五节 红斑性肢痛症

红斑性肢痛症为一少见的阵发性血管扩张性疾病。其特征为肢端皮肤温度升高，皮肤潮红、肿胀，产生剧烈灼热痛，尤以足底、足趾为著，环境温度增高时，则灼痛加剧。

一、病因

本症原因未明。多见于青年男女，是一种原发性血管疾病。可能是由于中枢神经、自主神经紊乱，使末梢血管运动功能失调，肢端小动脉极度扩张，造成局部血流障碍，局部充血。当血管内张力增加，压迫或刺激邻近的神经末梢时，则发生临床症状。应用 5-羟色胺拮抗剂治疗本病获得良效，因而认为本症可能是一种末梢性 5-羟色胺被激活的疾病。有人认为本症是前列腺素代谢障碍性疾病，其皮肤潮红、灼热及阿司匹林治疗有效，皆可能与之有关。营养不良与严寒气候均是主要的诱因。毛细血管血流研究显示这些微小血管对温度的反应增强，形成毛细血管内压力增加和明显扩张。

二、临床表现

主要的症状多见于肢端，尤以双足最为常见。表现为足底和足趾的红、热、肿、痛。疼痛为阵发性，非常剧烈，如烧灼、针刺，夜晚发作次数较多，在发作之间仍有持续性钝痛。温热、行动、肢端下垂或长时站立，皆可引起或加剧发作。晚间入寝时，常因足温暖而发生剧痛，双足露在被外可减轻疼痛。若用冷水浸足、休息或将患肢抬高时，灼痛可减轻或缓解。

由于皮内小动脉及毛细血管显著的扩张，肢端的皮肤发红及充血，轻压可使

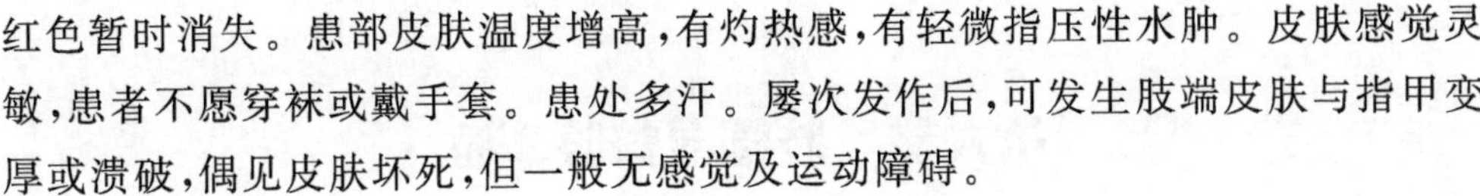

红色暂时消失。患部皮肤温度增高，有灼热感，有轻微指压性水肿。皮肤感觉灵敏，患者不愿穿袜或戴手套。患处多汗。屡次发作后，可发生肢端皮肤与指甲变厚或溃破，偶见皮肤坏死，但一般无感觉及运动障碍。

三、诊断

注意肢端阵发性的红、肿、热、痛四大症状，其次病史中有受热时疼痛加剧，局部冷敷后可减轻疼痛的表现，则大多数病例的诊断并不困难。

四、鉴别诊断

应与闭塞性脉管炎、红细胞增多症、糖尿病性周围神经炎、轻度蜂窝织炎等相鉴别，鉴别的要点在于动脉阻塞或周围神经炎时，受累的足部是冷的。雷诺病是功能性血管间歇性痉挛性疾病，通常有苍白或发绀的阶段，受累时的指、趾呈寒冷、麻木或感觉减退。此外，脊髓结核、亚急性脊髓联合变性、脊髓空洞症等，可发现肢端感觉异常。但它们除轻度苍白外，发作时无客观征象，各病种有感觉障碍等其他特点。

五、治疗

应注意营养，发作时将患肢抬高及施行冷敷可使症状暂时减轻。患者应穿着透气的鞋子，不要受热，避免任何足以引起血管扩张的局部刺激。

(1)对症止痛，阿司匹林小剂量口服，每次 0.3 g，1～2 次/天，可使症状显著减轻，或索米痛片、可卡因、肾上腺素及其他止痛药物等均可服用，达到暂时止痛。近年来应用 5-羟色胺拮抗剂，如美西麦角，每次 2 mg，3 次/天，或苯噻啶，每次 0.5 mg，1～3 次/天服用，常可获完全缓解。

(2)B 族维生素药物应用，也有人主张短期肾上腺皮质激素冲击治疗。

(3)患肢用 1%利多卡因和 0.25%丁卡因混合液 10 mL，另加生理盐水 10 mL稀释后做踝上部环状封闭及穴位注射，严重者或将其液体做骶部硬膜外局部封闭治疗，亦有一定的效果。必要时施行交感神经阻滞术。

六、预后

本病常很顽固，往往屡次复发与缓解，经好多年而不能治愈；但也有良性类型，对治疗的反应良好。至晚期皮肤指甲变厚，甚至有溃疡形成，但决不至伴有任何致命或丧失肢体的并发症。

第六节　肢端血管痉挛症

肢端血管痉挛症是一种少见的肢端小动脉痉挛或功能性闭塞引起的局部(指趾)缺血征象。常因暴露于寒冷中或情绪激动而诱发，症状表现为肢端皮肤阵发性对称性苍白、发绀和潮红并伴疼痛。分为原发性和继发性两种，前者称雷诺病，后者称雷诺综合征，它继发于各种系统疾病，如血栓闭塞性脉管炎、闭塞性动脉硬化、硬皮病、遗传性冷指病及冻疮等。

一、病因及发病机制

本症为肢端小动脉痉挛所致，引起肢端小动脉痉挛的原因可归纳如下。

(一)神经机制

中枢及周围交感神经功能紊乱。研究发现肢端小动脉壁上肾上腺素受体的密度和敏感性增加，β-突触前受体和病理生理作用，血管壁上神经末梢的反应性增高，以上均提示周围交感神经功能亢进，对正常冷刺激反应过度。一只手震动引起另一只手血管收缩，这现象可被远端周围神经阻滞而控制；身体受冷而肢端不冷可诱发肢端血管痉挛，这现象提示中枢交感性血管收缩机制的作用。

(二)血管壁和血细胞的相互作用

正常的微循环血流有赖于正常的血细胞成分、血浆成分及完整的(未受损伤)内膜。激活的血小板聚集可以阻塞血流，同时释放出血管收缩物质如血栓素Az、5-羟色胺(5-HT)，这些物质可进一步促使血小板聚集。研究发现雷诺病患者血浆纤维蛋白原增加、球蛋白增高、血黏度增高、血流变慢、血小板聚集性增高、强直的红细胞和激活的白细胞以及纤维蛋白降解降低。RD的血管壁因素不清，但已知损伤的内膜产生血管收缩物质和血管扩张物质均受到影响，RD患者血浆中前列环素(PGI2)增加、血管收缩物质增高、一氧化氮减少以及VWF增高。以上血液及内膜的异常改变是疾病的结果，亦是进一步引起疾病的原因。

(三)炎症及免疫反应

严重的雷诺综合征患者常伴有免疫性疾病或炎症性疾病，如结缔组织病、硬皮病、系统性红斑狼疮、结节性多动脉炎、皮肌炎、肌炎、类风湿关节炎、混合型结缔组织病、药物性血管炎、血栓栓塞性脉管炎或闭塞性动脉硬化症，因此推测RS

可能存在免疫或炎症基础。

二、病理及病理生理

疾病早期指趾动脉壁中无病理改变。随着病程进展，动脉壁营养紊乱，动脉内膜增生，中层纤维化，小动脉管腔变小，血流减少；少数患者由于血栓形成及机化，管腔闭塞，局部组织营养障碍。严重者可发生指趾端溃疡，偶有坏死。

根据指动脉病变状况可分为梗阻型和痉挛型，梗阻型有明显的掌指动脉梗阻，多由免疫性疾病和动脉粥样硬化伴随的慢性动脉炎所致。由于存在严重的动脉梗阻，因此对寒冷的正常血管收缩反应就足以引起症状发作。痉挛型无明显指动脉梗阻，低温刺激才引起发作。

三、临床表现

临床特征为间歇性肢端血管痉挛伴疼痛及感觉障碍，寒冷或情绪激动是主要诱因，每次发作可分为 3 个阶段。

(一)局部缺血期(苍白期)

指趾、鼻尖或外耳突然变白、僵冷、肢端温度降低、出冷汗、皮肤变白常伴有麻木和疼痛感，为小动脉和毛细血管收缩所致，每次发作持续时间为数分钟至数小时不等。

(二)缺氧期

缺氧期即缺血期，此时皮温仍低、疼痛、皮色呈青紫或蜡状，持续数小时或数天，然后消退或转入充血期。

(三)充血期

动脉充血，皮温上升，皮色潮红，继之恢复正常。有些患者可以无苍白期或苍白期直接转入充血期，也可在苍白青紫后即恢复正常。少数病例多次发作后，指动脉闭塞，双侧指尖出现缺血、水泡、溃疡形成，甚至指尖坏疽。

四、实验室检查

(一)激发试验

(1)冷水试验：将指趾浸于 4 ℃左右的冷水中 1 分钟，可诱发上述典型发作。

(2)握拳试验：两手握拳1.5 分钟后，松开手指，也可出现上述变化。

(3)将手浸泡在 10～13 ℃水中，全身暴露于寒冷的环境中更易激发发作。

(二)指动脉压力测定

用光电容积描记法测定指动脉压力，如指动脉压力低于肱动脉压力且

＞5.3 kPa(40 mmHg)，则为梗阻。

(三)指温与指动脉压关系测定

正常时，随着温度降低只有轻度指动脉压下降；痉挛型，当温度减低到触发温度时指动脉压突然下降；梗阻型，指动脉压也随着温度下降而逐渐降低，在常温时指动脉压也明显低于正常。

(四)指温恢复时间测定

用光电容积描记法测定，浸冰水 20 秒后，指温恢复正常的平均时间为 5～10 分钟，而本症患者常延长至 20 分钟以上。

(五)指动脉造影和低温(浸冰水后)

指动脉造影，此法除能明确诊断外，还能鉴别肢端动脉是否存在器质性改变。

五、诊断及鉴别诊断

主要根据临床表现为间歇性指趾局部麻痛、皮温降低、皮肤苍白及感觉障碍；寒冷或情绪激动诱发；冷水试验阳性可以确诊。但应与雷诺综合征区别。

六、治疗

(一)一般治疗

避免或减少肢体暴露于寒冷中，保持肢端温暖，冬天戴手套，避免指趾外伤和溃疡。

(二)药物治疗

常用药物有盐酸妥拉苏林 25 mg，每天 3 次。双氢麦角碱 1 mg，每天 1～3 次。利血平0.25 mg，每天 2～4 次口服。氯丙嗪 25～50 mg，每天 3～4 次。上述药物效果均尚不肯定。

(三)手术治疗

交感神经切除和掌指动脉周围微交感神经切除均可选用。

第四章

神经-肌肉接头和肌肉疾病

第一节 重症肌无力

重症肌无力(MG)是由乙酰胆碱受体抗体介导、细胞免疫依赖性、补体参与的自身免疫性疾病,病变主要累及神经-肌肉接头处突触后膜上乙酰胆碱受体。临床特征为受累骨骼肌易于疲劳,并在活动后加重,经休息和服用抗胆碱酯酶药物后症状减轻和缓解。患病率约为人口的 5/100 000。

一、病因及发病机制

自身免疫性疾病多发生在遗传的基础上,本病发生的原因,多数认为与胸腺的慢性病毒感染有关。遗传为内因,感染可能为主要的外因。正常人体中,乙酰胆碱受体有它自然的形成、脱落和代谢的过程,这个过程亦可能产生一定的抗体,但由于乙酰胆碱受体脱落与新生乙酰胆碱受体替补的平衡,机体并不发生疾病。在病毒感染的情况下,机体对乙酰胆碱受体脱落的自身代偿能力和耐受力发生了改变,使正常的生理过程过分扩大而产生疾病。其次,病毒表面与乙酰胆碱之间存在的共同抗原——抗病毒抗体的产生,导致交叉免疫反应。第三,病毒感染胸腺,使胸腺中的肌样上皮细胞及其他细胞表面的乙酰胆碱受体致敏,产生抗乙酰胆碱受体抗体。然而这 3 种因素仅导致一部分人发病,可能是与机体的遗传因素有关。

重症肌无力不仅损害横纹肌神经-肌肉接头处,还累及身体的许多部位,是一个广泛的自身免疫性疾病,其证据有:①癫痫发作和脑电图异常。癫痫的发病率在本病患者较正常人明显升高,血中既可测出抗肌肉的抗乙酰胆碱受体抗体,也可测出抗脑的抗乙酰胆碱受体抗体。部分患者发现脑电图有发作性弥漫性慢波或尖慢波。②睡眠时相障碍。主要表现在快相眼动期的异常。③记忆力障碍，可随病情的好转而随之改善。④精神病学方面障碍：可伴发精神分裂症、情绪异常、情感和个性改变等。⑤锥体束征阳性，随病情好转病理反射也消失。⑥易合并其他自身免疫性疾病，如甲状腺功能亢进等。

二、病理学

肌纤维改变均无特异性，可有局限性炎性改变，肌纤维间小血管周围可见淋巴细胞集结，称为淋巴漏，同时有散在的失神经性肌萎缩。在神经-肌肉接头处终板栅变细、水肿和萎缩。电镜下可见突触间隙增宽、皱褶加深、受体变性。胸腺淋巴小结生发中心增生是常见的，部分患者伴发胸腺瘤。

三、临床表现

女性多于男性，约1.5∶1。各种年龄均可发病，但多在20～40岁。晚年起病者则以男性较多。主要表现为骨骼肌的无力和易疲劳性，每天的症状都是波动性的，休息后减轻，活动后加重，晨轻暮重。整个病程常常也有波动。疾病早期常可自发缓解，晚期的运动障碍比较严重，休息后也不能完全恢复。最常受累的肌群为眼外肌，表现为眼睑下垂、复视、眼球活动障碍。面部表情肌受累出现表情障碍、苦笑面容、闭眼示齿均无力。咀嚼肌及咽喉肌无力时，表现咀嚼和吞咽困难、进食呛咳、言语含糊不清、声音嘶哑或带鼻音。四肢肌群尤其近端肌群受累明显，表现上肢不能持久上抬、梳头困难、走一段路后上楼梯或继续走路有困难。颈肌无力者，头部倾向前坠，经常用手扶托。呼吸肌群受累，早期表现用力活动后气短，严重时静坐或静卧也觉气短、发绀，甚至出现呼吸麻痹。偶有影响心肌，可引起突然死亡。个别患者伴有癫痫发作、精神障碍、锥体束征，认为是抗乙酰胆碱受体抗体作用于中枢神经系统所致。

（一）分型

重症肌无力按改良Osserman分型法分为以下几型。

1.Ⅰ型（眼肌型）

单纯眼外肌受累。

2.Ⅱa型（轻度全身型）

四肢肌肉轻度受累，常伴有眼外肌受累，生活能自理。

3.Ⅱb型（中度全身型）

四肢肌群中度受累，眼外肌受累，有咀嚼，吞咽及讲话困难，生活自理有一定的困难。

4.Ⅲ型(重度激进型)

急性起病,进展快,多于起病数周或数月内出现延髓麻痹、呼吸麻痹,常有眼外肌受累,生活不能自理。

5.Ⅳ型(迟发重症型)

多在两年内逐渐由Ⅰ、Ⅱa、Ⅱb型发展到延髓麻痹和呼吸麻痹。

6.Ⅴ型(肌萎缩型)

Ⅴ型(肌萎缩型)指重症肌无力患者于起病后半年,出现肌萎缩。

(二)自主神经症状

重症肌无力患者伴有自主神经症状约占1%,主要表现:①一侧瞳孔散大。②唾液分泌过盛。③小便潴留或困难。④腹痛、腹泻,均在肌无力症状加重时出现。⑤大便困难。⑥呕吐,可以频繁呕吐为首发症状,继之出现四肢无力。上述症状均应用皮质类固醇治疗后改善、消失。

(三)短暂新生儿重症肌无力

此为一种特殊类型。女性患者,无论病情轻重,所生的婴儿约10%有暂时全身软弱、哭声微弱、吸吮无力、上睑下垂、严重者有呼吸困难。经救治后,皆在1周后到3个月内痊愈,此因患者母体的抗乙酰胆碱受体抗体经胎盘输入婴儿所致。

(四)重症肌无力危象

重症肌无力危象是指急骤发生呼吸肌严重无力,出现呼吸麻痹,不能维持正常换气功能,并可危及患者生命,是该病死亡的常见原因。危象可分为以下3种。

1.肌无力危象为疾病发展的表现

多因感染、分娩、月经、情绪抑郁、漏服或停服抗胆碱酯酶药物,或应用呼吸抑制剂吗啡、神经-肌肉阻断剂如庆大霉素而诱发。有上述诱因者,静脉注射依酚氯铵2～5 mg,肌无力症状有短暂和明显的好转。

2.胆碱能危象

胆碱能危象为抗胆碱酯酶药物过量,使终板膜电位发生长期去极化,阻断神经-肌肉传导。多在1小时内有应用抗胆碱酯酶药物史,除表现肌无力症状外,尚有胆碱能中毒症状,表现为瞳孔缩小、出汗、唾液增多、肌束颤动等胆碱能的M样和N样不良反应。依酚氯铵试验出现症状加重或无改变,而用阿托品0.5 mg静脉滴注,症状好转。

3.反拗危象

主要见于严重全身型患者，多在胸腺手术后、感染、电解质紊乱或其他不明原因所引起，药物剂量未变，但突然失效。检查无胆碱能不良反应征象，依酚氯铵试验无变化。重症肌无力患者仅有上述的肌力障碍。体格检查无其他异常，个别患者可有肌肉萎缩或锥体束征。

四、实验室检查

(一)肌电图检查

1.重复电刺激试验

对四肢肌肉的支配神经应用低频或高频刺激，都能使动作电位幅度很快地降低 10%以上者为阳性。

2.单纤维肌电图

单纤维肌电图是用特殊的单纤维针电极通过测定“颤抖(Jiitter)”研究神经-肌肉接头的功能。重症肌无力的患者颤抖增宽，严重时出现阻滞，是当前诊断重症肌无力最为敏感的电生理手段。检测的阳性率，全身型为 77%～100%，眼肌型为 20%～67%，不仅可作为重症肌无力的诊断，也有助于疗效的判断。

3.微小终板电位

此电位下降，平均为正常人的 1/5。

4.终板电位

终板电位降低。

(二)血液检查

血中抗乙酰胆碱受体抗体阳性但也有少数患者该抗体检查为阴性。白细胞介素 2 受体(IL-2R)水平明显增高，并可作为疾病活动性的标志，尤以Ⅱb、Ⅲ、Ⅳ型为著。T 细胞增殖与疾病程度成正比。活动期患者血清中补体含量减少，且与临床肌无力的严重度相一致。

(三)免疫病理学检查

诊断有困难的患者，还可做神经-肌肉接头处活检，可见突触后膜皱褶减少、变平坦和其上乙酰胆碱受体数目减少。

(四)胸腺的影像学检查

5%～18%有胸腺肿瘤，70%～80%有胸腺增生，应常规做胸部正、侧位照片或加侧位断层提高检出率。纵隔 CT 阳性率可达 90%以上。

五、诊断与鉴别诊断

(一)诊断

根据临床上好发肌群的无力现象，同时有晨轻暮重、休息后减轻、活动后加重的特点，又没有神经系统其他阳性体征，则可考虑这个诊断。对有疑问的病例，可做下列辅助试验。

1.肌疲劳试验

使可疑病变的肌肉反复地收缩，如连续做举臂、眨眼、闭目动作，则肌无力症状不断加重，而休息后肌力又恢复者为阳性。

2.药物试验

(1)依酚氯铵试验：静脉注射依酚氯铵 2 mg，如无反应，则再静脉注射 8 mg，1 分钟内症状好转为阳性。

(2)新斯的明试验：肌内或皮下注射新斯的明 0.5～1 mg，30～60 分钟内症状减轻或消失为阳性。

(二)鉴别诊断

1.脑干或脑神经病变

此类疾病无肌疲劳的特点，新斯的明试验阴性，常有瞳孔改变、舌肌萎缩、感觉障碍和锥体束征。

2.急性感染性多发性神经根神经炎

发病较急，有神经根痛症状，脑脊液蛋白-细胞分离现象，无肌疲劳的特点，新斯的明试验阴性。

3.突眼性眼肌麻痹

此为甲状腺功能亢进的并发症，有甲状腺肿大、突眼、心率加快等症状，可做同位素和甲状腺功能检查不难鉴别。

4.Lambert-Eaton 综合征

此又称类重症肌无力，为一组自身免疫性疾病。男性患者多于女性，常见于 50～70 岁，约 2/3 患者伴有癌肿，尤其是小细胞癌。其肌无力主要表现在肢体近端，较少侵犯眼外肌和延髓所支配的肌肉，肌肉活动后也易疲劳，但如继续用力活动数秒，肌力却可获得暂时的改善。肌电图示单个电刺激的动作电位波幅低于正常，而高频电刺激时，波幅明显增高。用抗胆碱酯酶药物无效，而切除肿瘤后症状可改善。

六、治疗

治疗原则。①提高神经-肌肉接头处传导的安全性：主要是应用胆碱酯酶抑制剂，其次是避免用乙酰胆碱产生和/或释放的抑制剂。首选抗生素为青霉素、氯霉素和头孢菌霉素等。②免疫治疗：胸腺摘除、胸腺放射治疗（简称放疗）和抗胸腺淋巴细胞血清等。肾上腺皮质类固醇、细胞毒药物、抗淋巴细胞血清的超胸腺免疫抑制疗法。血浆交换和大剂量免疫球蛋白输入。③危象的处理：要根据不同的危象进行救治，并保持呼吸道通畅，积极控制肺部感染，必要时应及时气管切开，正压辅助呼吸。

（一）胆碱酯酶抑制剂(CHEI)

能抑制胆碱酯酶对乙酰胆碱的降解，使乙酰胆碱增多，肌力获一过性改善。适用除胆碱能危象以外的所有的重症肌无力患者。长期使用会促进 AChR 的破坏，特别在抗乙酰胆碱抗体存在的情况下，这种破坏作用更大，故长期用药弊多利少。晚期重症患者由于 AChR 严重破坏，常可出现耐药性。胆碱酯酶抑制剂有毒蕈碱样(M)和烟碱样(N)两方面不良反应。①M-胆碱系作用：轻者出现腹痛、胀气、腹泻、恶心、呕吐、流涎、肌抽动、瞳孔缩小等。重者可因心搏骤停、血压下降而导致死亡。②N-胆碱系作用：轻者表现为肌束震颤，重者可因脑内胆碱能神经元持续去极化传导阻滞而表现为不同程度的意识障碍。

1.溴吡斯的明

起效温和、平稳、作用时间较长(2～8 小时)和逐渐减效，口服 2 小时达高峰，蓄积作用小。对延髓支配的肌肉无力效果较好。最近有人报告用雾化吸入治疗，对吞咽困难有良好疗效且不良反应少。

糖衣片含 60 mg，口服 60～180 mg，每天 2～4 次，病情严重者可酌情加量。对于婴儿和儿童的剂量是 1 mg/kg，每 4～6 小时一次，实际剂量还可按临床反应来变化。糖浆制剂60 mg/5 mL，易于婴儿和儿童服用。缓释片剂每片 180 mg，睡前服为佳，而白天服用易影响吸收率。不良反应很缓和，一般无须加用阿托品，因会加强吗啡及其衍生物和巴比妥类的作用，合并应用时须注意。个别患者有腹痛不能耐受，可减量或用小剂量阿托品对抗其M-胆碱系不良反应。

2.新斯的明

对肢体无力效果好。甲基硫酸新斯的明溶液稳定性好，供注射，一般用 0.5 mg。口服后大部分于肠内破坏，只有未被破坏的部分才被吸收，故口服的有效剂量为注射剂量的 30 倍，常用溴化新斯的明 15 mg。

溴化新斯的明口服约15分钟起效,30～60分钟作用达高峰,持续2～6小时,其后迅速消失,故日量及每2次用药的间期需因人而异。自135 mg/d至180 mg/d,常用150 mg/d,每天3次至2小时一次,可在进餐前15～30分钟口服15 mg。若静脉注射新斯的明有时可致严重心动过缓,甚至心搏骤停,应尽量避免静脉滴注。

3.溴新斯的明

15毫克/片,作用一般持续4～6小时,不良反应小。

(二)肾上腺糖皮质激素

免疫抑制作用主要抑制自体免疫反应,对T细胞抑制作用强,而B细胞抑制作用弱。使Th细胞减少,Ts细胞增多。抑制乙酰胆碱受体抗体合成,使神经-肌肉接头处突触后膜上的乙酰胆碱受体免受或少受自身免疫攻击所造成的破坏。早期使病情加重,其机制可能是对神经-肌肉接头处传递功能的急性抑制,并使血中乙酰胆碱受体抗体增高,如同时配合血浆交换可对抗之。适用于各型重症肌无力,特别是胸腺切除前后,对病情恶化又不宜于或拒绝做胸腺摘除的重症肌无力患者,以及小儿型、眼型的患者更应首选。治疗的有效率达96%,其中缓解和显效率89%,对40岁以上的患者疗效最好,至少应用6个月仍无改善才可认为无效。

1.冲击疗法

适应于住院患者的危重病例、已用气管插管和人工呼吸机者、为争取短期内取得疗效者。实验证明,甲泼尼龙在泼尼松结构上引入1、2双键,6位再入甲基,使其作用比泼尼松强10倍及半衰期延长。可在冲击治疗后迅速减少剂量而易于撤离,缩短糖皮质激素(简称激素)治疗时间。

方法:甲泼尼龙1 000 mg/d,静脉滴入,连续3～5天。改地塞米松10～15 mg/d,静脉滴入,连续5～7天后,可酌情继续用地塞米松8 mg/d,5～7天,若吞咽有力或病情稳定,停用地塞米松,改为泼尼松口服100 mg/d,每晨顿服。症状基本消失时,每周减2次,每次减10 mg,减至60 mg/d时,每次减5 mg。减至40 mg/d时,开始减隔天量,每周减5 mg,如1、3、5、7服40 mg,隔天的2、4、6服35 mg,而下一周隔天量减为30 mg,以此类推,直至隔天量减为0。以后每隔一天晨顿服40 mg,作为维持量,维持用药1年以上,无病情反复,可以将维持量每月减5 mg,直到完全停用。若中途有病情反复,则需随时调整剂量。若胸腺摘除术后,则一般需要用维持量(隔天晨顿服,成人40～60 mg;儿童2.5 mg/kg)2～4年。

2.一般疗法

适用于Ⅰ、Ⅱa、Ⅴ型的门诊治疗，或胸腺手术后复发，症状表现如Ⅰ型或Ⅱa型及Ⅱb型病情稳定期，胸腺摘除术术前治疗。

方法：成人经确诊后，给予泼尼松60～80 mg，儿童5 mg/kg，隔天晨顿服，直至症状基本消失或明显好转开始减量，每1～2个月减5 mg。Ⅰ型患者通常用1年左右可停药；Ⅱa型用药至少1年，如减药时症状反复，还需调整到能控制病情的最小剂量，待症状再次消失或基本消失，每2个月减5 mg至停药；Ⅱb型在生活可基本自理时，每2～3个月减2～5 mg，至完全停药；胸腺摘除术前治疗，如为胸腺增生，用药2个月以上症状改善即可尽快减量，每周减10～20 mg，停药后手术。胸腺瘤患者，用药1～2个月，症状有无改善均须尽快手术。也有人主张，胸腺瘤术前不用激素治疗。

不良反应：约有66%的患者有不同程度的不良反应，主要有向心性肥胖、高血压、糖尿病、白内障、骨质疏松、股骨头无菌性坏死、精神症状、胃溃疡。可与H_2受体拮抗剂，如雷尼替丁等合用。甲泼尼龙冲击治疗的不良反应甚少且轻，对症处理易于缓解。氯化钾口服可改善膜电位，预防骨质疏松和股骨头无菌性坏死可给予维生素D和钙剂，后者还有促进乙酰胆碱释放的作用。为促进蛋白合成，抑制蛋白分解，可给予苯丙酸诺龙。

(三)免疫抑制剂

1.环磷酰胺

大剂量冲击疗法主要抑制体液免疫，静脉点滴1 000毫克/次，5天1次，连用10～20次，或200毫克/次，每周2～3次，总量10～30 g。小剂量长期疗法主要抑制细胞免疫，100 mg/d服用，总量10 g。总量越大，疗程越长其疗效越好，总量达10 g以上，90%有效；达30 g以上，100%有效。疗程达3年可使100%患者症状完全消失，达到稳定的缓解。适用于对皮质类固醇疗法无效、疗效缓慢、不能耐受或减量后即复发者，以及胸腺切除术效果不佳者。当血白细胞或血小板计数明显减少时停用。

2.硫唑嘌呤

抑制DNA及RNA合成，主要抑制T细胞的功能。儿童1～3 mg/(kg·d)，连用一到数年。成人150～200 mg/d，长期应用。适应证与环磷酰胺相同。不良反应常见脱发、血小板及白细胞计数减少。

3.环孢素

主要影响细胞免疫，抑制Th细胞的功能。口服6 mg/(kg·d)，以后根据药物的血浆浓度(维持在 400～600 μg/L)和肾功能情况(肌酐≤176 μmol/L)调节药物剂量,疗程 12 个月,2 周可获改善,获最大改善的时间平均 3 个月。不良反应有恶心、一过性感觉异常、心悸、肾中毒等。60 岁以上,有高血压史,血清肌酐达 88～149.6 μmol/L 者有引起肾中毒的危险,应慎用。

4.VEP 疗法

VEP 疗法即长春新碱、环磷酰胺、泼尼松龙联合疗法。主要利用其抗肿瘤作用和免疫抑制作用,可适用于伴胸腺肿瘤而不适于手术治疗的患者。

(四)血液疗法

1.血浆交换疗法

能清除血浆中抗 AChR 抗体及免疫复合物,起效迅速,但不持久,疗效维持 1 周～2 个月,之后随抗体水平逐渐增高而症状复现。适用于危象和难治型重症肌无力。具体方法,取全血,分离去除血浆,再将血细胞与新鲜的正常血浆或其他交换液一起输回,每 2 小时交换 1 000 mL,每次换血浆量 2 000～3 000 mL,隔天一次,3～4 次为 1 个疗程。如与激素等免疫抑制剂合用,取长补短,可获长期缓解。

2.大剂量静脉注射免疫球蛋白

免疫抑制剂和血浆交换疗法的不良反应为人们提出需要一种更有效和更安全的治疗。单独应用大剂量免疫球蛋白治疗的 65%患者在 2 周起效,5 天 1 个疗程。总剂量为1～2 g/kg或每天 400 mg/kg,静脉注射,作为缓解疾病进程起到辅助性治疗的作用。其不良反应轻微,发生率3%～12%,表现为发热、皮疹、偶有头痛,对症处理可减轻。

3.免疫吸附疗法

采用床边血浆交换技术加上特殊的免疫吸附柱(有一次性的,也有重复的),可以有效地祛除患者血浆中的异常免疫物质,常常获得奇效。该疗法最大的好处是不需要输注正常人血浆。

(五)胸腺治疗

1.胸腺手术

一般术后半年内病情波动仍较大,2～4 年渐趋稳定,故术后服药不得少于 4 年,5 年 90%有效。手术能预防重症肌无力女性患者产后发生肌无力危象。病程短,病情轻,尤其胸腺有生发中心的年轻患者的疗效较好。恶性胸腺瘤者疗效较差。

2.胸腺放疗

其机制与胸腺摘除相似，但其疗效不肯定，且放疗易损伤胸腺邻近组织，不良反应较大。

(六)危象的急救

重症肌无力危象，是指重症肌无力患者本身病情加重或治疗不当引起吞咽和呼吸肌的进行性无力，以至不能排出分泌物和维持足够的换气功能的严重呼吸困难状态，是临床上最紧急的状态，往往需要气管切开，并根据不同的危象采取相应的措施。

1.肌无力性危象

一旦确诊即给新斯的明 1 mg，每隔半小时肌内注射 0.5 mg，好转后逐渐改口服适当剂量。肌无力危象多因感染诱发或呼吸困难时气管分泌物潴留合并肺部感染。

2.胆碱能性危象

静脉注射阿托品 2 mg，根据病情可每小时重复一次，直至出现轻度阿托品化现象时，再根据依酚氯铵试验的反应，开始给新斯的明，并谨慎地调整剂量。

3.反拗性危象

应停用有关药物，给予人工呼吸和静脉补液。注意稳定生命体征，保持电解质平衡。2～3 天后，重新确立抗胆碱酯酶药物用量。

首选甲泼尼龙的冲击疗法。因有辅助呼吸，激素使用早期出现无力加重现象也可继续用。有强调合用环磷酰胺的积极意义。血浆置换法在危象抢救中也有疗效显著、起效快的优点。有人首先主张早期气管切开，正压式辅助呼吸，同时减用以至停用胆碱酯酶抑制剂 72 小时，称“干涸”疗法，同时加用激素等免疫抑制疗法，效果显著。胆碱能危象时停用所有药物，大约经过 72 小时所有的药物毒性作用可消失。故在控制呼吸的情况下，无须用依酚氯铵试验来判断，使得 3 种危象的鉴别诊断、治疗都变得简单、方便。有利于赢得抢救的时机，提高成功率。同时须精心护理与增强体质，保证患者有足够的营养，防止水电解质和酸碱平衡紊乱。

(七)避用和慎用的药物

对于影响神经-肌肉接头传递功能、降低肌细胞膜兴奋性或抑制呼吸的药物，如新霉素、卡那霉素、多黏菌素、奎宁、吗啡、哌替啶等，均应避用。此外，四环素、金霉素、链霉素均应慎用，异丙嗪、苯巴比妥、地西泮等镇静剂也能抑制呼吸，

尽可能不用。

(八)重症肌无力诊断和治疗的流程

重症肌无力诊断和治疗的流程如图 4-1。

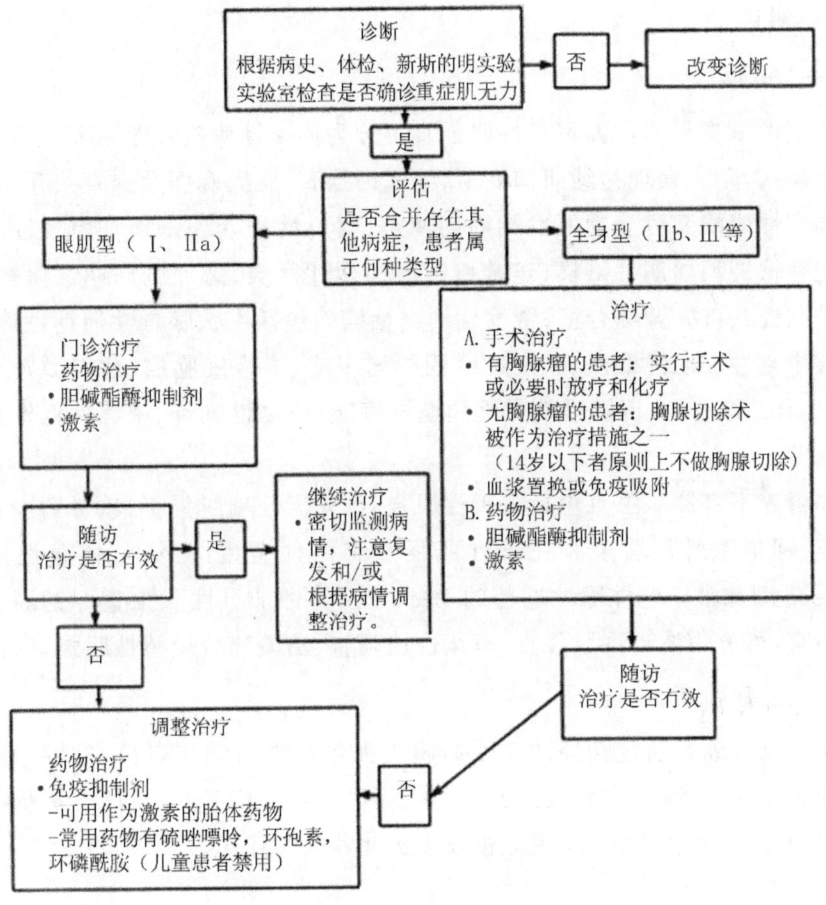

图 4-1　重症肌无力诊断和治疗流程

第二节　周期性瘫痪与非营养不良性肌强直

一、定义

周期性瘫痪与非营养不良性肌强直为一组遗传性或散发性、异质性疾病，因调节肌膜兴奋性的肌肉离子通道基因突变，肌膜兴奋性升高或下降，出现发作性肌肉力弱（周期性瘫痪）、肌肉收缩后不能松弛（肌强直）或持续性肌病等不同疾病谱型。

二、概述

（一）分类

周期性瘫痪与非营养不良性肌强直可分为周期性瘫痪及非营养不良性肌强直两组疾病，临床表现为纯肌肉麻痹、纯肌肉强直、肌肉麻痹及强直共存。

周期性瘫痪又可分为原发性周期麻痹、继发性周期性瘫痪。原发性周期性瘫痪包括低钾型周期性瘫痪、正常血钾型周期性瘫痪、高钾型周期性瘫痪、毛细血管扩张性共济失调综合征；继发性周期性瘫痪包括甲状腺毒性周期性瘫痪、肾小管酸中毒性周期性瘫痪、原发性醛固酮增多症、嗜铬细胞瘤、远端型肾小管酸中毒、Batter 综合征、胃肠道消耗性周期性瘫痪、药物性失钾、中毒性低钾型周期性瘫痪等。

非营养不良性肌强直包括先天性肌强直、先天性副肌强直、软骨营养不良性肌强直、钾加重性肌强直。先天性肌强直有两种类型：常染色体显性遗传的 Thomsen 型和常染色体隐性遗传的 Becker 型。钾加重性肌强直即钠通道相关性肌强直，可分为波动性肌强直、持续性肌强直、乙酰唑胺敏感性肌强直。

（二）发病机制

肌纤维收缩是通过神经冲动使肌膜去极化产生的动作电位在肌纤维传导、横管膜去极化、肌质网 Ca^{2+} 运动完成的。K^{+}、Na^{+}、Cl^{-}、Ca^{2+} 对维系肌细胞膜静息电位、启动动作电位、肌膜除极及复极起着关键作用。

1.Na^{+} 通道蛋白

参与发生动作电位，启动激活门、快失活通道、慢失活通道，调控细胞内钠离子浓度。静息时激活门关闭、失活门开放；肌膜去极化时钠离子通道激活门开放、失活门关闭，钠离子进入胞内，产生动作电位；钠离子到达停泊位点后，耦联的慢失活通道开放，出现复极化；如持续去极化，慢失活门关闭，快失活门开放，导致通道在快失活状态，阻滞钠离子进入细胞内，防止重复放电，产生复极化，回到激活门关闭、失活门开放的静息状态。因此，慢失活门控制兴奋性钠离子通道数量，而快失活门发生在动作电位结束后复极化时，如快失活门、慢失活门功能阻滞，去极化延长、出现肌强直，见于高钾型周期性瘫痪；而基因突变导致快失活门、慢失活门功能增强，导致钠通道功能丧失，出现周期性瘫痪；由于存在野生型及突变型通道，相应肌膜去极化程度不同也可表现为不同类型，因此钠离子通道病包括*SCN4A*突变所致的高钾型周期性瘫痪、低钾型周期性瘫痪、先天性副肌强直和钾加重性肌强直。

2.Cl^-通道蛋白

在正常肌膜具有高电导，氯离子为细胞内主要的阴离子，维持静息电位，保证动作电位发生后快速复极。如氯离子通道蛋白基因*CLCN-1*突变，Cl^-电导在生理范围内下降，膜稳定性降低，易对T管腔内动作电位后累积的钾离子反应敏感，如氯离子不能够缓冲钾离子时，细胞内处于超极化状态，肌肉过度兴奋，肌膜出现重复放电，即出现肌强直，见于先天性肌强直。

3.K^+通道蛋白

K^+通道蛋白的内向整流通道蛋白Kir2.1功能为控制钾离子流动，使钾离子减少流出，过极化过程中解除阻滞，打开极孔使钾离子流入，从而稳定膜电位及调节动作电位时间。*KCNJ2*基因突变导致通道功能丧失、钾电导下降，抑制外向K电流、增强内向电流，引起膜处在过度去极化状态，钠通道转向失活，导致周期性瘫痪，见Andersen-Tawil综合征及部分甲状腺毒性低钾型周期性瘫痪。

4.Ca^{2+}通道蛋白

CAv1.1的功能为肌膜去极化后T管去极化启动兴奋-收缩耦联使钙离子进入肌纤维内激发肌丝滑动，钙通道基因*CACNL1A3*，*v1.1*突变，导致位于通道蛋白功能区Ⅱ、Ⅲ、Ⅳ-S4片段电压传感器失能、通道门损伤、兴奋-收缩耦联失调、钙离子释放减少，直接或间接影响钠通道电压调控（失活），出现低钾型周期性瘫痪。

(三)突变基因及电生理改变类型

周期性瘫痪及非营养不良性肌强直具有不同的基因突变类型，且有一定的电生理学表型的差异性，对临床诊断有实用价值。

(1)低钾型周期性瘫痪致病基因有Ca^{2+}基因*CACNA1S*、Na^{2+}通道α亚单位*SCN4A*基因、K^+辅助基因*KCNE3*、10%的患者致病基因尚未明确。国内多为散发病例，突变基因不明。

(2)高钾型周期性瘫痪致病基因为Na^{2+}通道*SCN4A*基因，*T704M*或*M1592V*突变常见。

(3)Andersen-Tawil综合征致病基因为K^+通道α亚单位*KCNJ2*基因（*Kir2.1*）。

(4)1/3西方白种人甲状腺毒性周期性瘫痪致病基因为*KCNJ18*基因

(*Kir2.6*),国内甲状腺毒性周期性瘫痪患者白细胞抗原*A2BW22*基因突变较为常见。

(5)先天性肌强直致病基因为 Cl^- 通道*CLCN1*。

(6)先天性副肌强直致病基因为 Na^+ 通道基因*SCN4A*。

(7)钾加重性肌强直致病基因*SCN4A*,突变位点多为*A3478G*。

应用运动后重复电刺激肌肉复合动作电位幅度的改变(短时程及长时程运动试验)及低温激发试验可以区别不同类型的周期性瘫痪及非营养不良性肌强直。正常人运动后肌肉复合动作电位稳定,低钾型周期性瘫痪复合肌肉动作电位(CMAP)波幅短时运动试验后无变化,长时运动试验下降;高钾型周期性瘫痪CMAP 波幅短时、长时运动试验均升高,数小时恢复基线;Thomsen 型低温刺激肌强直时间延长,出现正锐波和纤颤电位,低频刺激 CMAP 波幅递减,短时运动试验波幅下降,低温刺激后加重;Becker 型长时运动试验 CMAP 波幅轻微下降,短时运动试验 CMAP 波幅下降明显,很快恢复而后又下降;先天性副肌强直低频刺激 CMAP 波幅递减,低温激发加重;钠通道肌强直运动后肌肉复合动作电位幅度轻度下降。

三、临床表现及辅助检查

(一)周期性瘫痪

1.低钾型周期性瘫痪

常染色体显性遗传或散发,20 岁前发病,15～35 岁多发,40 岁以后发作减少,男性多于女性,饱食、剧烈运动、感染、创伤、情绪激动、月经、寒冷等诱发。多于夜间入睡或清晨转醒时出现,四肢受累为主,近端重于远端,呼吸肌及脑神经支配的肌肉一般不受累,少数重型出现呼吸肌麻痹。发作经数小时至数天恢复,发作间期肌力正常,部分患者发作间期肌力仍不能完全恢复至正常,而发展为持久性肌无力或肌萎缩,以近端肌病的形式存在。发作期血清钾降低,肌酸激酶(CK)升高,心电图可见 U 波。

2.高钾型周期性瘫痪

常染色体显性遗传,多在 10 岁前发病,青年时期多发,老年后发作减少,男性多见,饥饿、紧张、寒冷、高钾饮食、服用血钾升高的药物如保钾利尿剂等均可诱发。晨起后早餐前发作,肌肉麻痹可累及局部肌肉或逐渐至四肢及躯干肌,呼吸肌受累少见,常累及下肢近端、肩胛带肌及运动强度大的肌肉如手、足肌群,还可出现手部肌肉及舌肌强直发作,持续时间数分钟至 1 小时,3/4的患者用力抓

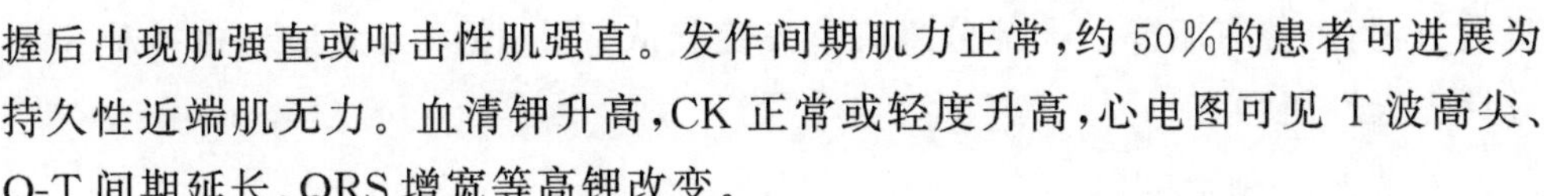

握后出现肌强直或叩击性肌强直。发作间期肌力正常，约50%的患者可进展为持久性近端肌无力。血清钾升高，CK正常或轻度升高，心电图可见T波高尖、Q-T间期延长、QRS增宽等高钾改变。

3.毛细血管扩张性共济失调综合征

常染色体显性遗传，为周期性瘫痪的特殊类型，占周期性瘫痪的10%，患病率约为1/1 000 000，青少年起病，诱发因素同低钾型周期性瘫痪，以周期性瘫痪、室性心律失常和发育畸形三联征为主要临床表现。发育畸形主要累及面部、骨骼肌，面部表现为眼窝凹陷，眼裂短小、眼距宽、阔鼻、薄上唇、上下颌骨发育不全、高颚弓等。骨骼畸形包括小头、脊柱侧弯、身材矮小、小脚、小手、先天性指趾弯曲、并趾等。不伴肌强直。血清钾可降低、正常、升高，降低常见，CK升高，心脏受累以室性心律失常较常见，室性期前收缩，突出的U波，多起源的快速心律失常，心电图可见长Q-T间期。

4.甲状腺毒性周期性瘫痪

甲状腺毒性周期性瘫痪为常见的继发性低钾型周期性瘫痪，国内及亚裔人群散发常见，可能与不同人种基因特性相关，故在此给予概述。甲状腺毒性周期性瘫痪为家族性或散发性，发病年龄20～40岁，男女比例约为20∶1。我国的发病率为1.8%，而北美发病率仅为0.1%～0.2%。甲状腺毒性周期性瘫痪是以甲状腺功能亢进、低钾血症及突发性肌无力为主要表现，四肢近端肌无力为主，双下肢常见，呼吸肌受累少见，严重可累及延髓肌群。甲状腺毒性周期性瘫痪多于清晨或夜间发病，周期性瘫痪的发作与甲状腺功能亢进病程和严重程度无关。实验室检查可见血钾、尿钾低、低磷酸盐血症、尿磷酸降低、血钙正常或升高、低肌酐血症等，血清钾降低显著，心电图可见窦性心动过速或窦性心律失常，房室传导阻滞、左房肥大。

(二)非营养不良性肌强直

1.先天性肌强直

Thomsen型先天性肌强直婴幼儿或儿童期起病，强直累及全身骨骼肌，肌肉僵硬，动作笨拙，叩击肌肉可见肌丘或局部用力收缩后出现的持久性凹陷，称为叩击性肌强直。强直存在热身现象，用力收缩后放松困难，成人期趋于稳定，全身骨骼肌普遍肥大酷似运动员。静止、强烈活动、紧张、妊娠、寒冷环境均可加重症状。部分患者可出现一过性肌力减弱，可伴肌痛、精神心理症状。CK偶可升高。Becker型较Thomsen型更为常见，起病隐匿，首发症状出现晚，男性多于女性，症状重，中至重度的肌强直可伴有短暂的肌无力，这种肌无力仅持续数秒

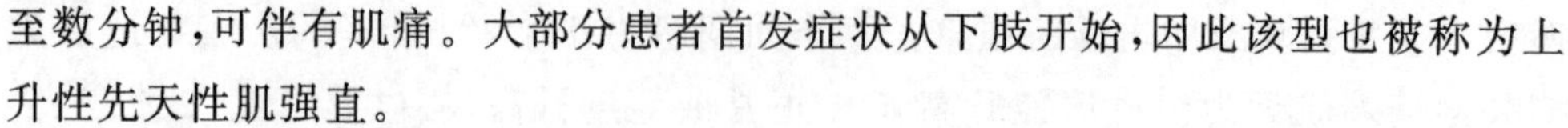

至数分钟，可伴有肌痛。大部分患者首发症状从下肢开始，因此该型也被称为上升性先天性肌强直。

2.先天性副肌强直

常染色体显性遗传，新生儿或少年发病，临床表现为反常性肌强直即运动诱发或连续运动后强直加重、寒冷诱发肌肉力弱、高血钾。肌强直可累及舌肌、面肌、颈肌及手部肌肉，部分伴双下肢轻度受累，持续数秒，可继发数小时至数天的肌无力、部分可有肌肥大。肌痛、肌肥大、肌萎缩少见。临床表现多样，部分患者可有心律失常、甲状腺功能异常等其他系统表现。CK 升高。

3.钾加重性肌强直

钾加重性肌强直为持久严重的肌强直或波动性肌肉僵硬，寒冷及食用高钾食物可诱发强直，多于运动 20 分钟后发作，少见肌无力。钾加重性肌强直包括波动性肌强直、持续性肌强直、乙酰唑胺敏感性肌强直。波动性肌强直特点为青少年发病，10～20 岁，寒冷和运动诱发强直，不同程度波动，运动或钾摄入可加重肌强直，无发作性无力症状。肌电图见广泛强直电位、纤颤电位，传导速度正常，CK 轻度升高。持续性肌强直为常染色体显性遗传病，发作时间久、程度重，与波动性肌强直相似，10 岁内发病常见，持续的肢体面部及呼吸肌强直，肩胛带肌、颈肌明显肥大。肌电图见连续强直电位，传导速度及运动电位正常，CK 升高。乙酰唑胺敏感性肌强直，10 岁以前发病，除强直肌肉疼痛外，表现型与 Thomsen 病相似，钾摄入、运动、空腹及冷暴露可诱导出现广泛肌强直，服用糖类可缓解症状，碳酸苷酶抑制剂乙酰唑胺可迅速缓解症状。

四、诊断

周期性瘫痪诊断依据为发作性弛缓性麻痹、数小时至数天恢复、存在诱发因素、家族史、血清钾水平升高或降低、运动诱发试验 CMAP 升高或降低、基因突变类型。需除外继发性血钾异常的因素、急性吉兰-巴雷综合征、多发性肌炎等。血清钾升高伴轻度强直可考虑诊断高钾型周期性瘫痪；发作性肌肉麻痹合并室性心律失常及骨骼畸形可考虑诊断毛细血管扩张性共济失调综合征；发作性肌肉麻痹、甲状腺功能亢进、血钾显著降低、低磷酸血症等可考虑诊断甲状腺毒性周期性瘫痪。

非营养不良性肌强直根据儿童或青年期起病，常染色体显性或隐性遗传，动作性或叩击性肌强直，伴或不伴肌肉疼痛及僵硬，有无寒冷诱发等临床特点，CK 正常或轻度增高，选择相应的基因检测可明确诊断。因无肌肉萎缩、白内障、秃发、内分泌及智能障碍等多系统受累与强直性肌营养不良相鉴别。

五、治疗

(一)低钾型周期性瘫痪

急性发作期治疗首选口服钾盐纠正低钾，首次口服剂量为0.5～1 mmol/kg，半小时后复测血钾，仍低于正常可加给0.3 mmol/kg，依此反复直至总量100 mmol，一般最大量不超过200 mmol，即15 g。口服困难的患者可给予静脉补钾，10%氯化钾可加至5%甘露醇静脉滴注，外周静脉浓度<0.3%，静脉补钾起始剂量为0.05～0.1 mmol/kg溶于5%甘露醇，每20～60分钟检测血钾，若仍低于正常，每次可加给10 mmol。

静脉补钾时应监测心电图及血钾水平。发作频繁者可长期口服钾盐2～3 g/d。预防无效者给予碳酸酐酶抑制剂，乙酰唑胺250 mg，每天4次，同时需大量饮水防止肾结石。碳酸酐酶抑制剂无效可给予保钾利尿药物如螺内酯。新型药物如Cl^-通道阻滞剂布美他尼等尚在研究中。

预防性治疗主要是改变饮食结构和药物预防。低钾型患者应低钠、低糖饮食，避免饮酒。

(二)高钾型周期性瘫痪

急性发作期治疗可用10%的葡萄糖酸钙静脉推注或10%葡萄糖500 mL加胰岛素10～20 U静脉滴注，也可使用呋塞米。药物可选择小剂量排钾利尿剂氢氯噻嗪，症状严重者可适当加量，也可选用碳酸酐酶抑制剂乙酰唑胺或双氯非那胺，需大量饮水防止肾结石。高钾型患者避免高钾饮食，白天进食糖类可减少发作。高钾患者需预防恶性高热发生，长期服用药物者应严密监测血钾变化。

(三)甲状腺毒性周期性瘫痪

甲状腺毒性周期性瘫痪预后良好，治疗应及时纠正低钾和控制甲状腺功能亢进，补钾同时积极使用抗甲状腺药物(如甲巯咪唑)及β受体阻滞剂普萘洛尔等，周期性瘫痪临床症状消失后继续抗甲状腺治疗，可减少复发率。

(四)先天性肌强直

轻症患者无须治疗，避免寒冷、劳累等诱因，剧烈运动后先放松运动然后再休息，避免进食冷食诱发咽部肌肉强直，避免冷水游泳出现危险。美西律是唯一有证据治疗骨骼肌强直的药物，但应注意美西律可增加无症状性室性心律失常患者的病死率。伴有心脏长 Q-T 间期综合征的患者避免使用美西律。部分患者可试用卡马西平。

第三节　肌营养不良

一、定义

肌营养不良是一组以肌纤维变性、坏死及再生为主要病理特征，临床上表现为进行性肌肉无力、萎缩的遗传性疾病。

二、概述

目前肌营养不良主要包括进行性假肥大性肌营养不良，贝克肌营养不良，先天性肌营养不良，强直性肌营养不良，埃默里-德赖弗斯肌营养不良，面肩肱型肌营养不良，眼咽型肌营养不良及肢带型肌营养不良等。各类肌营养不良症的疾病严重程度、起病年龄、遗传方式、受累肌群及其他受累器官情况差异均较大。

临床主要症状包括肌肉无力和萎缩，关节僵硬及活动度减小，反复肺部感染，呼吸肌无力，心肌受累时可出现气短及踝关节肿胀，心脏传导系统受累时，可出现晕厥甚至猝死。部分肌营养不良类型也可伴有面肌无力、肌肉疼痛及吞咽困难等。

自 1986 年进行性假肥大性肌营养不良的致病基因 *Dystrophin* 基因被克隆以来，超过 50 种基因已被确定与各种肌营养不良相关，分子诊断的快速进步同时也给临床诊断带来一定的困惑。同一致病基因可以导致不同的疾病类型，如 *Dysferlin* 编码基因突变可导致 LGMD2B 及 Miyoshi 远端型肌病，而同一种临床类型疾病也可以存在多种不同致病基因，如埃默里-德赖弗斯肌营养不良可以有 *STA*、*LMNA*、*SYNE1*、*FHL1* 等多种致病基因。近年来研究还发现先天性肌病与肌营养不良也存在着一定的致病基因重叠，如 MEGF10 肌病可表现为肌营养不良及先天性肌病改变。总体而言，明确肌营养不良的致病基因对于研究发病机制、寻找治疗方案有着重要的价值和意义。

肌营养不良临床诊断需要完整的病史，肌肉力弱的累及肌群，发病年龄，家族史，疾病的特殊特征。体检需要记录肌肉无力和萎缩的分布区域(面，远端，近端或特定的肌肉群)，是否存在关节挛缩、肌强直等。随着基因诊断技术发展，尤其目前二代测序技术的广泛应用，加快了肌营养不良的基因诊断。但基因诊断必须结合临床特征及血清肌酸激酶，肌电图，肌肉病理等，以便于正确能解读测序结果。

虽然肌营养不良的治疗研究进展迅猛，外显子跳跃治疗、通读治疗及细胞治疗等，但均未进入临床应用。目前治疗仍以改善症状、延缓进展、预防并发症的发生为主要目的。

三、临床表现

（一）进行性假肥大性肌营养不良

进行性假肥大性肌营养不良（Duchenne muscular dystrophy，DMD）是 X 染色体隐性遗传性疾病，X 染色体短臂（Xp21）上的抗肌萎缩蛋白基因突变导致肌细胞膜下抗肌萎缩蛋白缺失，引起肌细胞膜脆弱。理论上仅发病于男性，女性基因携带者也可有不同程度的临床表现，称为症状性基因携带者或女性 DMD。在各类肌营养不良疾病中，DMD 的发病率最高，每 3 000～4 000 名出生存活的男童中有 1 人，每 10 万人口中有 2～3 名患者。

患者胎儿期和新生儿期一般不出现临床症状，哺乳期和学步期的运动发育无明显异常，或仅表现为轻度发育延迟，大约 50％的患者独立步行开始时间或略延迟到 1 岁 6 个月左右。幼儿期容易被发现小腿肌肉肥大。3～5 岁时，大多出现易跌倒，不能跑跳，部分患儿仅仅表现为动作笨拙或运动能力较差。患者逐渐出现近端肌无力，进而出现 Gowers 征，步行时呈见鸭步。一般5～6 岁到达运动功能的高峰，随后肌力逐渐下降，上下楼梯和蹲起动作无法完成。如果未给予任何治疗，10～13 岁时失去独立行走能力。

出现脊柱侧弯、呼吸肌和心肌损害的时间存在个体差异。以往患者的平均寿命在 20 岁左右，随着呼吸管理、心脏药物的使用，现在 DMD 患者的平均寿命可超过 40 岁。研究发现 DMD 患者的智能有个体差异，韦氏智能量表评分平均智能（IQ）水平在 80～90 分，1/3 左右患者的 IQ ＜70 分。此外值得关注的是 DMD 患儿亦合并多种认知及精神心理疾病，如注意缺陷多动障碍（11％～20％）、自闭症（3％～4％）、强迫症（5％～60％）。

血清 CK 值显著升高，但疾病后期随着病情进展，运动量和肌容积减少而 CK 值逐渐降低。肌电图呈肌源性损害。肌肉病理提示肌纤维变性、增生及坏死等肌营养不良改变。免疫组织化学染色提示 Dystrophin 蛋白缺失。骨骼肌 CT 和 MRI 可以观察到肌肉损伤部位、肌肉组织水肿及脂肪化的程度。哺乳期和幼儿期一般不会有影像学改变。小腿肌肉受损一般从腓肠肌开始，继而发展到比目鱼肌，大腿肌肉一般从大收肌开始。小腿的胫骨前肌和大腿的股薄肌、缝匠肌和半膜肌的功能一般得到保留，其他肌肉会出现脂肪化改变。

（二）贝克肌营养不良

贝克肌营养不良（Becker muscular dystrophy，BMD）同样因抗肌萎缩蛋白基因的突变所致，但患者肌肉中仍有不同程度的抗肌萎缩蛋白表达，临床症状比较轻，一般到 15 岁以后仍能保留步行能力。

BMD 的临床表现呈多样性，重症患者类似于 DMD，轻症病例可运动功能良好，仅有 CK 值升高。但大多 BMD 患者出现小腿肥大，运动后肌肉疼痛和肌阵挛，青年时期即出现进展性心肌损害，心律不齐和心功能不全是 BMD 患者的主要死因。所以需要从小儿期开始关注心功能变化。

（三）埃默里-德赖弗斯肌营养不良

埃默里-德赖弗斯肌营养不良由 *STA*、*LMNA*、*SYNE1*、*FHL1* 等多种致病基因突变所致。以骨骼肌、关节和心脏损害为临床特点。幼儿期以后发病，缓慢进展的肌肉无力和肌萎缩，多关节挛缩。青春期后出现伴有心脏传导阻滞的心肌损害症状，容易诱发猝死。

（四）肢带型肌营养不良

肢带型肌营养不良（LGMD）是指一组主要侵害骨盆带肌和肩胛带肌的骨骼肌疾病。目前为止已经发现近 30 个分型，大致分为常染色体显性遗传的 LGMD1 和常染色体隐性遗传的 LGMD2，但仍有半数为散发病例。肢带型肌营养不良首发症状一般是骨盆带及肩胛带肌肉萎缩，腰椎前凸，上楼困难，鸭步步态，下肢近端无力，继而出现抬臂困难，翼状肩胛，头面颈部肌肉一般不受累，有时可伴腓肠肌假性肥大。病情进展缓慢，一般在发病后 20 年左右丧失步行能力，肌电图和肌活检均显示肌源性损害，CK、乳酸脱氢酶等血清肌酶常显著增高，但通常低于 DMD 型的水平。

（五）先天性肌营养不良

先天性肌营养不良主要分为四大类型：福山型先天性肌营养不良、非福山型先天性肌营养不良、Ullrich 型肌营养不良、糖链修饰异常的先天性肌营养不良。临床主要表现为新生儿期或幼儿期起病，肌无力和肌张力低下为主要症状，可伴有不同程度中枢神经系统受累。

(六)远端型肌病

远端型肌病是以四肢远端肌肉无力和萎缩为临床特点的一组肌肉疾病。其遗传形式、临床症状和肌肉病理改变显著不同。远端型肌病的类型主要包括Welander 型、Laing 型、Miyoshi 型等。

(七)面肩肱型肌营养不良

面肩肱型肌营养不良为常染色体显性遗传疾病,多为*4q35* 基因片段缺失引起,但有 1/3 左右的患者为散发病例。面肩肱型肌营养不良多累及面部肌肉、前锯肌、腹直肌、椎旁肌,而三角肌和肩胛提肌相对回避,特殊的并发症有兔眼症和视网膜血管异常导致的眼底出血。

(八)强直性肌营养不良

强直性肌营养不良为一组以肌无力、肌萎缩和肌强直为特点的多系统受累的常染色体显性遗传疾病,依据不同的基因突变类型分为两型。致病基因分别位于 19q13.3 强直性肌营养不良蛋白激酶*DMPK* 基因和 3q21.3 锌指蛋白*9ZNF9* 基因。即强直性肌营养不良 1 型(myotonic dystrophytype 1,DM1)和强直性肌营养不良 2 型(myotonic dystrophy type 2,DM2)。强直型肌营养不良患者两型之间临床症状和体征极其相似,受累组织均为骨骼肌、平滑肌和心肌,临床表现以肌强直、肌无力及肌萎缩为主,同时累及眼部、皮肤、神经、心脏、消化道、呼吸道、性腺及内分泌系统多器官多系统损害。如白内障、秃发、心律失常、胰岛素敏感性降低和糖尿病、低免疫球蛋白血症及睾丸功能障碍等。DM1 型肌无力及肌萎缩见于咀嚼肌、面肌、胸锁乳突肌及肢体远端肌肉,认知功能损害较重,斧状脸,早年脱发明显。而 DM2 以近端肌肉及肢带肌受累为主,发作性或波动性肌肉疼痛,肌无力较晚出现,萎缩程度轻,发生率低,且面肌、呼吸肌及肢体远端肌肉受累少见,心脏传导阻滞、白内障及胰岛素敏感性降低常见,DM2 一般不累及智能损害。

四、诊断

肌营养不良临床诊断需要结合完整的病史,详细的临床查体及必要的辅助检查(CK、肌电图、肌肉病理、肌肉影像学及基因检测)。目前随着分子生物学技术的广泛发展,使得基因检测在疾病诊断中具有重要的价值,甚至在疾病早期,肌肉病理等检查之前即可完成基因诊断。但是不能忽视,特殊情况下肌电图,肌肉病理及肌肉影像学等对于解读基因检测结果有着极其重要的指导作用,应根据具体情况完善必要检查。此外，对于不同疾病，基因突变类型不同，选择基因检测方法不同，如DMD多为大片段缺失和重复突变，首选多重连接探针扩增技术检测方法，检查未能发现突变者可接受肌肉活检，免疫组织化学方法确定是否有抗肌萎缩蛋白染色异常。如发现异常，可进一步选择一代或二代测序；对于强直性肌营养不良、眼咽型肌营养不良等动态突变疾病，根据具体情况可选用高压液相层析、一代测序检测；而面肩肱肌营养不良多选用Southern杂交方法。

五、治疗

肌营养不良患者的管理需要神经内科、呼吸科、康复科、心血管科、整形外科、营养科、护理等多学科合作管理。多学科管理需要贯穿患者生长发育和病情发展的各个阶段。目前的药物治疗主要集中于DMD患者。这些药物治疗并不一定适用于其他肌营养不良，但对于各系统并发症处理及康复治疗基本一致。

(一)DMD患者的激素治疗

既往多个随机对照临床试验表明，长期使用激素可以延长6个月到2年的步行能力，维持呼吸功能，预防脊柱侧弯，减少心脏并发症。

目前治疗起始时间，大多专家建议5～6岁开始，此时运动功能达到顶峰或不建议2岁以下的处于生长发育期的幼儿口服激素。激素治疗前应该完成预防接种，尤其是水痘疫苗和麻疹疫苗。

泼尼松龙的剂量目前还没有统一的共识。临床试验发现少于0.3 mg/(kg·d)的激素不能改善运动功能。美国神经科学会的临床指南建议激素量为0.75 mg/(kg·d)，但存在一定的肥胖等不良反应发生的风险。另外还有口服10天、休息20天的治疗方法，部分患者在停药间隔出现肌力低下，有些专家认为不可取。荷兰的临床指南建议连续口服10天后休息10天。有研究认为0.75 mg/(kg·d)标准疗法及周末连续两天口服10 mg/kg(总量)疗法收益相当，耐受性一致。建议每天早晨顿服，尽量避免晚饭后口服，防止出现失眠。

激素治疗开始后，需要定期评价生活质量、运动功能、心功能和呼吸功能。定期监测身高、体重、血钙、磷、碱性磷酸酶、骨代谢标志物、双羟维生素D浓度、尿肌酐、尿钙、尿糖、骨密度、眼科检查等指标，监测可能出现的激素不良反应。

完全失去步行能力后是否还需要长期使用激素，暂时没有随机对照试验。但若干非随机对照试验已经证明激素可以维持呼吸功能，显著延迟无创正压辅助通气使用，维持心功能，抑制脊柱侧弯的进展。有专家推荐此时期使用泼尼松龙0.3～0.6 mg/(kg·d)，连续使用。

(二)强直性肌营养不良的肌强直治疗

临床上用于治疗强直的药物有很多种类，但大多为病例报道或小样本研究，需要更多的临床研究来确定这些药物的有效性、安全性及患者的耐受性。

1.抗心律失常药

最近，对于肌强直的强直治疗，美西律已获得广泛认可。一项随机双盲对照研究显示，美西律每次 150～200 mg，每天 3 次，可显著减少 DM1 型患者强直发作，而并未导致 Q-T 间期、P-R 间期及 QRS 时限延长。所有用于治疗肌强直的药物，美西律是证据最强的药物。其最常见的不良反应为震颤、复视及胃肠道功能紊乱，血小板减少及肝功能损害少见，与食物同时服用可减少这些不良反应。

妥卡尼、氟卡尼治疗肌强直目前循证证据不足。少量的数据支持氟卡尼可改善*SCN4A* 突变的痛性先天性肌强直症状。

2.抗癫痫药

与安慰剂相比，苯妥英钠可显著减少用力握手后的松弛时间和主观的强直症状。研究发现其治疗强直的有效血药浓度为 20 μg/mL。主要的不良反应包括共济失调、牙龈肥大、肝炎和骨髓抑制等。

(三)康复管理

1.关节伸展训练

可以步行的早期阶段就开始接受关节伸展训练，以防止肌肉、关节和胸廓的挛缩变形。关节活动度伸展训练至少每天 2 次，每周 4～6 次为宜，需要长期坚持。训练内容包括日常生活中保持良好姿势、夜间戴下肢支具、戴下肢支具的站立训练和徒手关节康复疗法等。

步行能力丧失后患者需要轮椅生活。为了避免肘关节等部位的关节活动度的减少，指导患者进行上肢的关节可动空间训练。使用短下肢支具可以延缓踝关节挛缩。

2.运动疗法、支具、辅助具和环境改造

运动疗法实际操作时应该把握“运动过程中和运动后第二天不出现肌肉疼痛和疲劳”的原则。目前普遍的做法是在不强迫运动的前提下，不刻意控制日常生活的运动量。丧失步行能力之后，只要没有心肺功能低下，不需要限制自主运动。

站立训练和步行训练时穿戴长下肢支具。短下肢支具可以防止踝关节背屈能力受限的进展。长距离步行困难时，应考虑使用轮椅。轮椅座位保持装置可以保证患者得到良好的坐姿。轮椅的前臂支撑装置可以让患者更方便地使用双手。同时需要改造桌子高度、配备便于电脑输入和电动轮椅的操作装置。减少家庭内部地面落差,改造厕所和浴室、装配转移用吊车等措施都可以显著提高患者生活质量。学校和工作单位的无障碍措施和信息技术的支持可以让患者更好地适应社会环境。

(四)呼吸管理

早期没有呼吸管理,急性和慢性呼吸功能不全几乎占了死亡原因的全部。随着有效的呼吸管理方法普及使用,DMD 患者的生命预后和生活质量得到了明显的改善。

1.呼吸康复训练

DMD 患者的肺活量在 9～14 岁达到最高峰,而后逐渐下降。因为患者无法有效深呼吸,导致肺或胸廓活动度减弱。同时因无法用力咳嗽而排痰困难,导致呼吸道阻塞,引起窒息,所以通过呼吸康复保持肺和胸廓的活动度是非常关键的。患者应该通过反复训练舌咽呼吸,尽量维持最大用力吸气量,应通过呼吸肌肌力训练、徒手咳嗽辅助和机械咳嗽辅助等方法来保持呼吸道清洁、维持通气效率和有效咳痰。

2.无创正压及气管切开辅助呼吸

早期换气不足多表现为早晨很难叫醒或晨起后头痛等,当出现这些换气不足的症状时,应该评价肺活量。综合评价监测睡眠时和觉醒时的氧饱和度和二氧化碳分压,必要时给予人工呼吸机辅助呼吸。

辅助呼吸的首选是无创正压辅助通气。即使患者没有慢性换气不足的自觉症状,如果有反复呼吸道感染、体重显著减轻、睡眠时和觉醒时氧饱和度下降,二氧化碳分压升高等情况说明存在通气不足,应该考虑接受长期无创正压辅助通气。无创正压辅助通气可以预防和治疗上呼吸道感染引起的急性呼吸功能不全。

给予无创正压辅助通气之后呼吸功能仍不能改善,应该考虑气管插管或气管切开。气管切开后最严重的并发症是气管动脉瘘。

(五)心脏并发症的处理

目前 DMD 患者死因的 60%为心功能不全,对心脏并发症的防治影响患者的预后。定期检查非常关键。DMD 患者不管有没有症状,都要定期接受心功能评价。确诊时和 6 岁前接受首次心电图和心脏超声检查。而后在没有心功能异

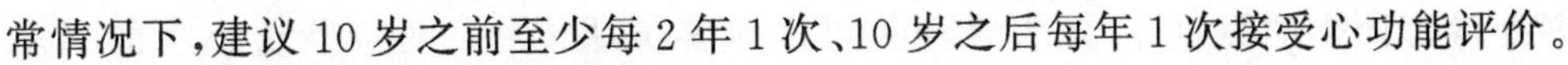

常情况下，建议10岁之前至少每2年1次、10岁之后每年1次接受心功能评价。

1.血管紧张素转化酶抑制剂

心脏超声检查发现左心室搏出率＜55%或局部左心室壁运动异常时，就应该开始血管紧张素转化酶抑制剂口服治疗，在没有特殊不良反应的情况下坚持疾病中全程使用。因咳嗽等不良反应无法继续口服ACEI时改为血管紧张素Ⅱ受体阻滞剂(ARB)。ACEI或ARB起始用量一般从常用量的1/8～1/2开始，在注意自觉症状和血压的情况下逐渐增加药量。

2.β受体阻滞剂

β受体阻滞剂可以改善心功能，降低猝死的发生率。因不良反应而无法使用ACEI或ARB的患者也可以单独使用β受体阻滞剂。β受体阻滞剂的使用应该从低剂量开始。卡维地洛1.25 mg以下，每天2次或比索洛尔0.625 mg以下，每天1次的剂量开始，根据患者的耐受性，每隔几天或2周左右阶段性增加剂量。在综合评价疗效和耐受性的基础上确定每例患者的维持剂量。服药期间需要注意心功能的变化、脉搏及血压的波动和是否诱发支气管哮喘。

3.强心、利尿剂

强心、利尿药物适用于心力衰竭加重患者，不建议轻症患者使用。当患者有体液潴留(水肿)和肺部淤血时应给予利尿剂。使用袢利尿剂和噻嗪类利尿剂时要注意低钾、低镁血症。定期检查电解质，需要时给予补充。抗醛固酮药物已经证实具有保护心肌和降低死亡率的作用。

左心室收缩功能障碍的心功能不全可以使用地高辛，虽然地高辛可以改善心力衰竭症状并提高生活质量，但长期使用会导致心力衰竭，预后不好。地高辛对窦性心律的慢性心功能不全患者可以减轻心力衰竭症状，但不会改善预后，地高辛的血药浓度越高，死亡率增加越明显，建议血药浓度维持在0.5～0.8 ng/mL的较低水平。因地高辛通过肾脏排泄，肾功能低下患者慎用。骨骼肌损害严重的DMD患者因肌容积较少，无法使用肌酐来评价肾功能，应选择胱抑素C会更准确。

4.抗心律不齐药物

DMD患者的心律不齐不需要特殊治疗，尤其15岁以下儿童慎用抗心律失常药物。抗心律失常药物可以抑制心功能，而且容易出现不良反应。只有在症状明显、出现严重的血流动力学问题，可能会引起生命危险的情况下才考虑使用。左心室搏出率＜40%的中重度心功能不全患者建议使用美西律和胺碘酮。其他抗心律失常药物因为具有负性肌力作用，不建议心功能不全患者使用。目前还没有证据证明，抗心律失常药物可以改善长期预后。对于严重心功能不全的治疗方法还有左心室成形术、人工心脏和心脏移植等方法。

（六）整形外科治疗

1.脊柱矫正固定手术

脊柱侧弯是呼吸功能低下的原因之一，并影响患者的生活质量和日常生活活动能力。脊柱矫正固定手术可以矫正脊柱侧弯，防止侧弯的进展，同时可以改善坐位和上肢功能，减轻腰背部疼痛，使护理更加容易，提高患者的生活质量。脊柱矫正固定术的围术期和术后的并发症非常多。最常见的并发症为呼吸功能不全，侧弯程度严重的患者更容易出现并发症。应该在术前充分向患者和家人说明手术的风险。

9～10 岁或失去步行能力之后，应该每隔半年到 1 年接受全脊柱 X 线检查。如果半年之内侧弯进展 10°以上，应在侧弯没有达到 30°～40°之前接受手术。另外，丧失步行能力之后，应该在用力肺活量和肺活量＜30％之前接受手术，以免呼吸功能严重低下而失去手术机会。

2.骨质疏松的处理

维生素 D 和钙片合用或维生素 D 和维生素 K 合用可以明显提高骨密度。正在口服激素的患者使用二碳磷酸盐化合物后可以维持或提高 1～2 年的骨密度，未发现有明显的不良反应。

（七）控制体重

肥胖在 DMD 患者中具有一定的发生率，其产生的原因多半是因为活动量减少、基础代谢低下、激素治疗、能量摄取过多等多种因素引起。应该评价患者摄取的热量，纠正不良饮食习惯，改善膳食的营养平衡，尤其需要从幼儿期培养良好的饮食习惯。

部分 DMD 患儿表现为过瘦，产生原因多半是呼吸功能低下导致的代谢亢进、热量摄取减少和吞咽障碍等。改善口感和食物形态，增加辅食、增加进食次数等方法提高热量和蛋白质摄取量。

无法正常进食引起体重明显减轻或重度吞咽障碍的患者应该考虑经鼻胃管或胃部造瘘术。胃部造瘘术和经鼻胃管相比，虽然误吸的可能性没有明显差异，但患者有更好的舒适感和满意度，而且不影响无创正压辅助通气的使用。为了减少并发症的发生，胃部造瘘应该在严重心肺功能较好和骨骼严重变形之前完成。

(八)心理指导

确诊之后,应尽早向患者及家人提供咨询,内容包括基因遗传及在疾病各发展阶段需要注意的问题。肌营养不良家庭中的父母,尤其是母亲容易感到负罪感,可能会向患儿倾注过分的保护,影响患儿的智商和情商的发育,产生家庭内部的不公平。另外,父母过度的悲观会影响子女对未来的向往,减少学习的欲望。因此,确诊之后医务人员要提供充分的心理支持,尽量减轻父母的负罪感,要让父母了解到通过适当治疗可以延长寿命,教会如何使用辅助器具,确定阶段性目标。

向患儿告知病情的时间和方式需要认真考虑。很多父母不想让患儿知道诊断名称,但气管切开及脊柱侧弯矫正手术等问题都需要患儿本人的理解和同意,告知还是必要的。告知时间一般选择在小学高年级和中学时期,兼顾患者个人的心理特质。教育部门对少见病的了解比较少,即使患儿有充分的活动能力,但也有可能会被学校拒绝,需要医务人员向学校提供相关的疾病信息。患儿在学校中应该得到和其他正常儿童相同的对待,但需要在活动区域中设置扶手,尽量减少班级间的移动。兼顾康复锻炼方案的基础上,结合患儿的爱好安排适当的体育运动。对DMD患者来说游泳是比较合适的运动方式。医院和学校的信息互通可以解决很多就学遇到的问题。特别是到了青春期,患儿可能会有自身特殊的烦恼,需要教师的心理辅导。

(九)基因治疗

1.外显子跳跃

外显子跳跃作为一种基因治疗手段,已经显示出广阔的应用前景,理论上适用于90%的DMD患者。通过使用人工RNA-反义寡核苷酸跳跃缺失基因附近的外显子,可以将DMD患者的移码突变修改为BMD型的非移码突变。

2016年9月19日美国FDA特殊渠道批准51号外显子跳跃药物Eteplirsen上市,给遗传性肌肉疾病的治疗带了一片曙光,具有里程碑性的意义。临床试验表明:Eteplirsen治疗可以使DMD患者骨骼肌表达抗肌萎缩蛋白,3年治疗,与外部对照组相比延长6分钟步行距离165 m,治疗组83%患者仍保持行走能力,而外部对照组仅53%保持行走能力,治疗组未发现严重的不良反应。

CRISPR-Cas9基因编辑技术的火爆,给肌营养不良基因治疗注入更大热情与活力。CRISPR-Cas9通过非同源性末端连接以及同源重组修复途径来编辑基因。非同源性末端连接高效,可以用任意基因位置上的剪切,同源重组修复,效率较低,但是可以完成基因定点精确的修复。已经有许多报道应用 CRISPR-Cas9 技术,可以在实验室完成 DMD 外显子跳跃治疗,还可以完成动态突变的编辑,治疗强直性肌营养不良 1 型以及 C9orf72 所致的肌萎缩侧索硬化或额颞叶痴呆等。全世界都对 CRISPR-Cas9 技术应用临床充满期待。

2.通读疗法

DMD 患者中大约 10%是因为抗肌萎缩蛋白基因外显子的无义突变所致。氨基糖苷类药物庆大霉素可以在翻译过程中翻译终止密码子,完成翻译过程,合成不完全的抗肌萎缩蛋白,称为通读疗法。硫酸阿贝卡星、泰乐霉素和负霉素也被证明具有通读活性。但在实际的临床试验中,庆大霉素因肾毒性和耳毒性的问题无法增加剂量,疗效不满意。后期通过 6 个月的长期用药结果发现,庆大霉素可以使治疗组 15%的患者表达抗肌萎缩蛋白。目前供口服治疗的通读药物 PTC124 的Ⅱ期临床试验正在进行。

(十)总结

虽然目前除了激素治疗有效以外,其他治疗仅仅处于对症和支持阶段,随着医学的进步和多学科沟通合作和社会保险的支持,DMD 患者的寿命实际上已经比以前延长了 10 岁以上。对 DMD 患者的治疗不仅包括药物治疗,还应该注意如何提高生活质量,并帮助患者走入社会,以统筹生命的眼光去规划治疗目的和治疗措施。随着外显子跳跃等针对基因突变的根本性治疗的研发,在可预测的未来,这些患者能够得到更有效的治疗和社会-生活-医疗支持。

第四节　特发性炎症性肌病

一、定义

特发性炎症性肌病为一组免疫介导的肌肉炎性疾病,临床表现为肌肉力弱、萎缩,血清肌酸肌酶水平升高,肌电图呈肌源性损害,肌肉病理表现为肌纤维变性、坏死、炎性细胞浸润(除免疫性坏死性肌病外)。

二、概述

(一)分类

根据临床表现、起病年龄、肌肉或皮肤病理特点的不同,特发性炎症性肌病可分为皮肌炎、多发性肌炎、包涵体肌炎、免疫介导的坏死性肌病。

(二)病因、发病机制及肌肉病理特点

皮肌炎为抗体介导的肌纤维毛细血管炎性病变及肌肉缺血引起的肌纤维损伤,伴皮肤的炎性缺血病变,累及心脏、肺脏、消化道、肾脏等多个肌肉外器官系统。肌肉病理表现为血管周围及束周 $CD4^{+}$ 淋巴细胞浸润,肌纤维变性、坏死、再生及束周萎缩。

多发性肌炎为抗原特异性的细胞免疫介导的肌肉炎性病变,激发因素不明,可能与病毒感染有关。临床表现与皮肌炎十分相似,但无皮肤损害。肌肉病理表现为肌内膜 $CD8^{+}$ 炎性细胞浸润、肌纤维坏死、再生。以前认为多发性肌炎是最常见的炎性肌病,Bohan 及 Peters 1975 年建立了明确的诊断标准。近年来的研究显示本病不是一个单一疾病,大部分为结缔组织病合并的重叠综合征及伴间质性肺病、心肌炎、癌症,故认为特发性多发性肌炎为一少见疾病。

包涵体肌炎为一慢性发病、多见于老年男性、具有炎性及变性双重特点的肌病,肌肉病理表现为单核细胞浸润的非坏死性肌纤维、肌内膜炎性细胞浸润,以及肌肉变性为特点的镶边空泡、嗜酸性胞质内包涵体、β-淀粉样蛋白、p-Tau 蛋白、TDP-43 蛋白、P62/SQTSM 蛋白、α-突触核蛋白累积,可伴有线粒体异常,电镜可见 15～21 μm 管丝状核内或胞质内包涵体。

免疫介导性坏死性肌病为近年确定的自身免疫性肌病,在炎性肌病中十分常见,可特发或伴有结缔组织病、肿瘤等,常见的肿瘤为胃肠道腺癌、小细胞/非小细胞肺癌等。有学者将抗扰信号识别颗粒抗体肌炎(抗 SRP 抗体肌炎)也列入本类。降脂药物他汀、贝特类诱发的肌病虽为药物性肌病,但因存在 β-羟基-β 甲基戊二酰辅酶 A 还原酶 HMGCR 抗体,有学者也称为免疫介导性坏死性肌病。肌肉病理特征性表现为肌纤维坏死,但缺乏炎性细胞浸润。其发病认为是膜攻击复合物累积于小动脉和毛细血管,为一免疫介导的微血管病。

(三)特发性肌炎抗体

特发性肌炎的肌炎特异性自身抗体及肌炎相关抗体是一个重要的生物学标志,肌炎特异性自身抗体的阳性率有报道高达 50%～60%,多为抗细胞核和细胞质蛋白,常见为抗氨酰转移 RNA(tRNA)合成酶抗体,Jo-1 抗体,抗 Mi-2 抗体,抗 P155/140 抗体,抗-SRP 抗体,抗 NXP-2 抗体,抗 TIF-1r 抗体,抗黑色素瘤分化-相关 5 抗体和抗-CADM-140 抗体等。特发性炎症性肌病自身抗体有助于确定临床表型、预示治疗反应、肌肉外器官受累。抗 Jo-1 抗体与雷诺现象、间质

性肺病和关节炎症状相关;抗 Mi-2 抗体提示急性发病、严重皮疹、治疗反应佳的皮肌炎;抗黑色素瘤分化-相关 5 抗体或称抗 CADM-140 抗体与侵袭性间质性肺病相关;抗 p155/140 靶向转录中间因子 I-γ(TIFI-γ)及抗 NXP-2 抗体与成人癌相关的皮肌炎相关;胞质-5-核苷酸酶抗体(NT5c1A)与包涵体肌炎相关,但皮肌炎、多发性肌炎阳性率很低,故有鉴别意义;抗 SRP 抗体与免疫介导的坏死性肌病相关;他汀相关的肌病常可测出 β-羟-β-甲戊二酸单酰辅酶 A 还原酶(HMG-CoA 还原酶)抗体。

三、临床表现

(一)皮肌炎

皮肌炎可分为皮肌炎、少年型皮肌炎、无肌炎皮肌炎。皮肌炎的皮肤症状为皮肤水肿性红斑、光敏疹、皮肤异色症、皮肤干燥、鳞屑或轻度皮肤萎缩色素沉着;Gottron 丘疹可见于膝、肘、踝、指、趾关节伸面出现水肿性红斑、丘疹;眶周水肿、睑周淡紫色皮疹和甲周毛细血管扩张。皮肤血管炎、溃疡和钙质沉着常见于少年型皮肌炎。

肌肉症状为对称性近端肌肉无力,可伴有咽喉肌、颈肌及中轴肌肉力弱,无肌炎皮肌炎不伴有肌肉症状。肌肉外器官系统的损害累及肺、消化道、心血管系统,肺部症状为肺动脉高压、肺心病、间质性肺病等;消化道表现为消化功能减退、蠕动减慢、胃溃疡及出血;心脏损害为无症状的心律不齐、舒张期功能障碍、也可出现急性心力衰竭。皮肌炎可与肿瘤相关,甚至高达 25%,常见于肺部、胰腺、卵巢、膀胱癌、胃肠道肿瘤及霍奇金/非霍奇金淋巴瘤等。血清肌酸肌酶显著升高,肌电图表现肌源性改变。

(二)多发性肌炎

多发性肌炎表现为四肢对称性近端肌无力及咽喉肌、中轴肌肌肉无力,四肢肌肉无力以近端为主,不伴有皮疹,肌痛乏力常见。可有以咽喉肌、呼吸肌、心肌受累为首发者。肌肉外的器官受累与皮肌炎相似,合并间质性肺病时应进行肺功能、血气分析等常规检测。高分辨 CT 是诊断间质性肺炎的敏感检查,CT 可见毛玻璃样的改变,尚可合并周围神经病及肿瘤,发病率较皮肌炎低。血清肌酸肌酶显著升高,肌电图表现肌源性改变。

(三)包涵体肌炎

包涵体肌炎起病隐袭,多在 50 岁后起病,男女比例为 3∶1,表现为对称或不

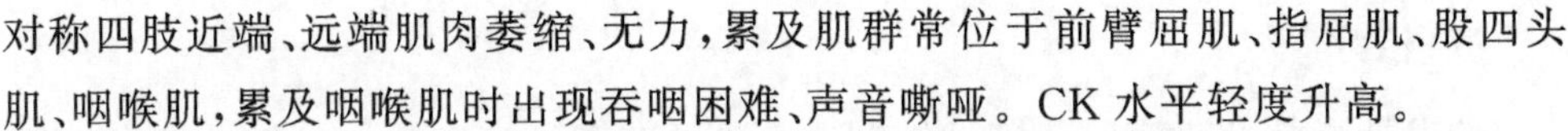
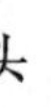

对称四肢近端、远端肌肉萎缩、无力，累及肌群常位于前臂屈肌、指屈肌、股四头肌、咽喉肌，累及咽喉肌时出现吞咽困难、声音嘶哑。CK 水平轻度升高。

(四)免疫介导性坏死性肌病

免疫介导性坏死性肌病急性、慢性或亚急性起病，多于 45 岁后发病，儿童发病偶见，女性多于男性，秋季发病多见，严重的对称性四肢近端肌无力，也可累及中轴肌、咽喉肌，重症患者可见延髓性麻痹及呼吸肌麻痹症状，部分可伴肌痛，多由病毒感染、肿瘤、自身免疫性疾病等多因素触发。常合并心肌病、肺间质纤维化、肝脏、肾脏、结缔组织病其他表现，如关节疼痛、肿胀，雷诺现象。CK 水平明显升高，可达正常值 10 倍以上。

四、诊断

根据急性或亚急性发病的四肢肌肉力弱、萎缩，可累及咽喉肌、中轴肌肉，伴关节及肌肉疼痛，血清肌酸肌酶升高，肌电图肌源性损害，肌肉磁共振呈水肿样表现，肌肉病理肌纤维变性、坏死、再生，可见炎性细胞浸润，多发性肌炎可见 $CD8^+$ 炎性细胞浸润、MHC-I 型上调，皮肌炎可见 $CD4^+$ 炎性细胞浸润，无皮肤损害可诊断为多发性肌炎，有皮肤损害或束周萎缩可诊断皮肌炎。鉴别诊断需除外肢带型肌营养不良、面肩肱肌营养不良、Pompes 病、脂肪累积性肌病、Lamber-Eaton 综合征、重症肌无力、急性吉兰-巴雷综合征、肌强直性营养不良 2 型、药物性肌病、内分泌性肌病、代谢及感染性肌病、风湿性多肌痛等。

根据老年发病，亚急性起病，肢体远端及近端力弱，选择性累及前臂屈肌肌群及股四头肌，肌酸激酶轻度升高，肌电图见有肌源性或合并神经源性损害，肌肉核磁显示上肢前臂、下肢近端肌肉呈水肿样改变，肌肉病理显示镶边空泡、嗜酸性包涵体、单核细胞浸润非坏死性肌纤维、NT5c1A 抗体阳性、对激素及免疫抑制剂治疗反应差，可诊断包涵体肌炎。应与远端型肌病、眼咽型肌营养不良、脊柱强直综合征、肌原纤维肌病、包涵体肌病、其他类型的空泡型肌病、运动神经元病、周围神经病鉴别。

根据急性或亚急性发病，四肢、颈肌、中轴肌肉力弱，可伴有肌痛、痛性肌痉挛、关节疼痛、间质性肺炎、急性横纹肌溶解，肌酸激酶重度升高，抗 SRP 抗体或 HMGCR 抗体阳性，肌肉病理为坏死性改变、缺乏炎性细胞浸润，可诊断为免疫介导的坏死性肌病。应与肌纤维坏死为特点的肌营养不良、代谢性或食物及药物中毒引起的急性横纹肌溶解、多发性肌炎鉴别。

五、治疗

特发性炎症性肌病对免疫抑制剂或免疫调节剂治疗有效，皮肌炎、多发性肌炎、坏死性肌病疗效显著，包涵体肌炎有一定疗效，但均缺乏一级证据，现将文献上及学者的经验治疗原则、方案介绍如下。

（一）激素治疗

一般推荐成人大剂量激素起始治疗，泼尼松剂量0.75～1.5 mg/(kg·d)，通常用60～80 mg/d，达到肌肉肌力最大进步、CK下降后减量，典型病程需要2～3个月，每4周减10 mg，达到20 mg/d后，每4周减5 mg，达10 mg/d，每4周减2.5 mg，直到停药。有学者还应用甲泼尼龙静脉注射治疗，剂量为80～250 mg/d，持续2周，酌情减量停药，改为口服或其他免疫抑制剂。

（二）免疫抑制剂治疗

1.硫唑嘌呤

硫唑嘌呤成人目标剂量应为2 mg/(kg·d)，分2次给药，可从50 mg/d开始，1周后增量至50 mg、2次/天，渐增至目标剂量。不良反应为胃肠道反应、白细胞计数降低、肝功能损害，应注意监测患者的甲基转移酶水平，以减少骨髓抑制的发生。

2.甲氨蝶呤

成人初始剂量为5.0 mg，每周1次，每周增加5.0 mg，目标剂量为25 mg，每周1次，症状缓解后可改为口服。同时补充1 mg/d的叶酸。注意肝肾毒性、肺纤维化、白细胞计数下降、血小板计数减少、秃发、胃肠道反应、致畸毒性。对Jo-1抗体阳性或有间质性肺病者避用，常规进行血常规、肝功能、肾功能等监测，连续进行3个月，一旦达到稳定剂量后需要每2～3个月检查1次。

3.吗替麦考酚酯

吗替麦考酚酯成人开始剂量为500 mg，每天2次，按每周增加500 mg至靶剂量2～3 g/d。吗替麦考酚酯不良反应为骨髓抑制、肝功能损害、高血压、胃肠道反应、鼻窦炎、精神模糊、咳嗽、致畸、感染及肿瘤风险。

4.环孢素A和他克莫司

环孢素A和他克莫司同为钙调神经磷酸酶抑制剂，抑制T细胞活化。应用于治疗特发性炎症性肌病有效，环孢素A成人初始剂量为4 mg/(kg·d)，他克莫司剂量为0.05～0.1 mg/(kg·d)，分2次口服。不良反应有骨髓抑制、高血压、肌酐及尿素氮升高、肝酶升高、毛发增多、皮肤变黑、感染、震颤、牙龈增生、致畸、肿

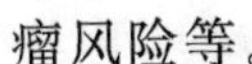

瘤风险等。

5.环磷酰胺

环磷酰胺治疗成人难治或重症特发性炎症性肌病有少数报道，每月 0.5 g/m^2 到每月1 g/m^2，6～12 个月，也可口服，1.0 mg/(kg·d)到 2.0 mg/(kg·d)。有学者应用方法为第 1 周每次200 mg，每周 2 次，第 2 周为每次 400 mg，每周2 次，第 3 周为每次 800 mg，每周 1 次，以后改为每月 1 次维持，每次 800 mg，直至症状减轻，总量可达 10 g。不良反应为骨髓抑制、出血性膀胱炎、不孕不育风险、致畸、肿瘤风险等。

(三)免疫球蛋白治疗

症状严重、对激素或其他免疫抑制剂抵抗者、药物联合应用者可静脉注射免疫球蛋白，成人总剂量为 0.4 g/(kg·d)，连用 5 天；亦可间隔 3 月后重复，相同剂量或下降至每月 1 g/kg，1～6 个月。不良反应有头痛发热、心率增快、血压升高、肌酐及尿素氮升高等。

(四)利妥昔单抗

利妥昔单抗为人类 B 细胞表面 CD20 分子的单克隆抗体，减少循环中的 B 细胞。成人治疗剂量文献上报道为 350～750 mg/m^2 静脉输注，1 次/周，连用 2 周，6～18 个月重复；或每次1 000 mg，2 周后重复 1 次。有学者的经验是每周 100 mg，连用 4 周，6 个月后依据 B 细胞数量及临床症状决定治疗。不良反应为输注反应及进行性多灶性白质脑病，但发生率甚低，治疗前需检测 CJ 病毒抗体，定期监测颅脑磁共振。

(五)激素、免疫抑制剂、免疫调节剂的联合治疗

特发性炎症性肌病多数病程长，需要较长时间治疗，一线治疗的激素长期应用不良反应大，二线药物免疫抑制剂起效慢，为避免激素的不良反应可联合治疗，提高疗效、减少药物用量，减轻不良反应，组合应用成为经验性实用方案，但不同专家应用的组合模式或曾选择的药物先后顺序不同，有学者的经验治疗为急性期应用甲泼尼龙静脉注射或高剂量冲击治疗，同时合用免疫抑制剂，撤除激素治疗后单用免疫抑制剂维持治疗，达到疗效高峰后逐渐减量，最后撤用。静脉注射免疫球蛋白应用于急性期激素抵抗、有肝肾损害、骨髓抑制的患者。

(六)各类特发性炎性疾病的治疗原则

多发性肌炎、皮肌炎、免疫介导的坏死性肌病可按上述原则进行药物治疗，包涵体肌炎虽可选择上述药物治疗，但疗效差，目前尚无特效治疗，有些药物如苯丁酸钠、锂盐、多酚类仍在研究中。

皮肌炎皮肤损害可用硫酸羟氯喹，200 mg，2 次/天（5 mg/kg），也有学者对无效者建议氯喹、喹那克林治疗，应注意 Q-T 间期延长，尚应避免紫外线的照射、局部应用皮质激素和他克莫司治疗；少年型皮肌炎的皮肤钙质沉着可试用地尔硫䓬、秋水仙碱、羟苯磺丙胺、华法林等，或可选择外科切除。早期进行物理康复治疗，预防关节挛缩。

第五章

脊 髓 疾 病

第一节　急性非特异性脊髓炎

急性脊髓炎通常指急性非特异性脊髓炎，是局限于数个脊髓节段的急性非特异性炎症，为横贯性脊髓损害。病因多为病毒性感染或疫苗接种后的自身免疫反应。病理上以病变区域神经元坏死、变性、缺失和血管周围神经髓鞘脱失，炎性细胞浸润，胶质细胞增生等为主要变化。而由外伤、压迫、血管、放射、代谢、营养、遗传等非生物源性引起的脊髓损害称为脊髓病。

一、病因与发病机制

病因未明，可能大部分病例是病毒感染或疫苗接种后引起的自身免疫反应。1957 年亚洲流行性感冒(简称流感)流行后，世界各地的急性脊髓炎的发病率均有增高，故有人推测本病与流感病毒感染有关。但研究发现，患者脑脊液中抗体正常，神经组织中亦未能分离出病毒。不少研究资料提示，许多患者病前有上呼吸道不适、发热和腹泻等病毒感染史或疫苗接种史。故也有可能是病毒感染后或疫苗接种后所诱发的一种自身免疫性疾病。

二、病理

脊髓炎症可累及脊髓全长的任何节段，但以胸段为主(74.5%)，其次为颈段(12.7%)和腰段(11.7%)，以 $T_{3\sim5}$ 节段最常受累。受累脊髓肿胀、质地变软，软脊膜充血或有炎性渗出物，脊髓断面可见病变脊髓软化，边缘不光整，变为灰色或红黄色，灰、白质间分界不清。显微镜下可见软膜和脊髓血管扩张、充血，血管周围是以淋巴细胞和浆细胞为主的炎症细胞浸润；灰质内神经细胞肿胀，尼氏小体溶解，甚至细胞溶解、消失；白质内髓鞘脱失，轴突变性，大量吞噬细胞和神经胶质细胞增生。若脊髓严重破坏时,可软化形成空腔。轻症或者早期患者,病变仅累及血管周围,出现血管周围的炎性细胞渗出和髓鞘脱失,小胶质细胞增生并吞噬类脂质而成为格子细胞,散在于病灶之中。病情严重和晚期者,常可见溶解区的星形胶质细胞增生,并随病程延长逐渐形成纤维瘢痕,脊髓萎缩。

三、临床表现

(1)任何年龄均可发病,但好发于青壮年,无性别差异。

(2)各种职业均可发病,以农民居多。

(3)全年可散在发病,以冬春及秋冬相交时较多。

(4)病前 1～2 周常有上呼吸道感染症状,或有疫苗接种史。以劳累、受凉、外伤等为诱因。

(5)本病起病较急,半数以上的患者在 2～3 天内症状发展到高峰。

(6)首发症状为双下肢麻木、无力,病变相应部位的背痛,病变节段的束带感,以及病变以下的肢体瘫痪,感觉缺失和尿便障碍。

(7)病变可累及脊髓的几个节段,最常侵犯胸段,尤其是 $T_{3\sim5}$ 节段,颈髓、腰髓次之。也有部分病例受累的脊髓节段呈上升性过程,可累及颈段或延髓,出现呼吸困难,为病变的严重状态。

(8)病变平面以下无汗,出现皮肤水肿、干燥和指甲松脆等自主神经症状。

(9)急性脊髓炎急性期表现为脊髓休克。休克期一般为 2～4 周。表现为瘫痪肢体肌张力降低,腱反射消失,病理反射引不出,尿潴留(无张力性神经性膀胱)。休克期后肌张力增高,腱反射亢进,肌力开始恢复,病理反射出现,感觉平面逐渐下降,膀胱充盈 300～400 mL 即自动排尿(反射性神经性膀胱)。

四、辅助检查

(1)急性期外周血中白细胞总数正常或轻度升高。

(2)脑脊液动力学检查提示椎管通畅,少数病例因脊髓严重水肿,蛛网膜下腔部分梗阻。脑脊液外观无色、透明,白细胞数正常或有不同程度的增高,以淋巴细胞为主。蛋白质正常或轻度增高,脊髓严重水肿出现明显椎管梗阻时蛋白质含量可明显增高(高达2 g/L以上)。糖与氯化物含量正常。

(3)影像学检查,如脊柱 X 线检查及脊髓 CT 或 MRI 检查通常无特异性改变。若脊髓严重肿胀,MRI 可见病变部位脊髓增粗等改变。

(4)视觉诱发电位、脑干诱发电位检查有助于排除脑干和视神经早期损害的证据。MRI 能早期区别脊髓病变性质范围、数量,是确诊急性脊髓炎最可靠的

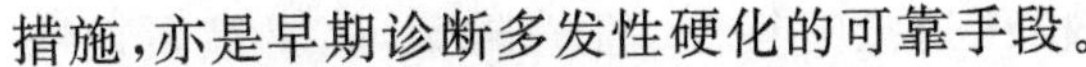

措施，亦是早期诊断多发性硬化的可靠手段。

五、诊断和鉴别诊断

根据起病急、病前有感染史或疫苗接种史及有截瘫、传导束型感觉障碍和大小便功能障碍等症状，结合脑脊液检查，一般不难诊断。但需要与下列疾病鉴别。

(一)视神经脊髓炎

视神经脊髓炎为多发性硬化的一种特殊类型。除有脊髓炎的表现外，还有视力下降等视神经炎的表现或视觉诱发电位的异常。视神经症状可在脊髓炎的表现之前或之后出现。有些多发性硬化的首发症状为横贯性脊髓损害，但病情通常有缓解及复发，并可相继出现其他多灶性体征，如复视、眼球震颤和共济失调等可鉴别。

(二)感染性多发性神经根炎

病前常有呼吸道感染，全身症状轻，起病急，逐渐进展，数天至数周疾病达到高峰，无背痛，无脊柱压痛，表现为对称性的下肢或四肢软瘫，反射消失，近端重于远端，感觉障碍为末梢样感觉障碍，呈手套、袜套样，无感觉平面，无膀胱直肠功能障碍，脑脊液蛋白-细胞分离，脊髓造影正常。

(三)脊髓出血

脊髓出血多由外伤或脊髓血管畸形引起。起病急骤并伴有剧烈背痛，出现肢体瘫痪和括约肌障碍，可呈血性脑脊液。MRI有助于诊断，脊髓血管造影可发现血管畸形。

(四)梅毒性脊髓炎

其通常伴视神经萎缩和阿-罗瞳孔。疼痛是本病患者常见的主诉。血清和脑脊液梅毒检查可确定诊断。

(五)周期性瘫痪

周期性瘫痪有多次发作史，且多在饱食后发病，表现为对称弛缓性瘫痪，无感觉和括约肌障碍，短时间内(数小时至数天)可自行缓解，部分病例发病时血钾降低，心电图有低钾改变，补钾后症状缓解。

(六)急性脊髓压迫症

脊柱结核、脊柱转移性癌等，可由于病变椎体被破坏后突然塌陷而出现急性症状。其表现为有原发病史,局部脊椎压迫或有变形,椎管阻塞,脑脊液蛋白明显增高,CT 或 MRI 或脊柱 X 线平片检查均有助于鉴别。

(七)急性硬脊膜外脓肿

有身体其他部位化脓性感染史,如细菌性心内膜炎、皮肤疖肿、扁桃体化脓等;有根痛、发热等感染征象;有局限性脊柱压痛、椎管阻塞、脑脊液蛋白质增多等表现。影像学检查如 MRI 有助于诊断。

六、治疗

(一)药物治疗

1.糖皮质激素(简称激素)治疗

急性期应用激素治疗对减轻水肿有帮助,可短程使用激素,如甲泼尼龙 0.5～1.0 g、氢化可的松 100～300 mg 或地塞米松10～20 mg静脉滴注,1/d,10～20 天为 1 个疗程,如病情稳定,在逐渐减量的同时给予促肾上腺皮质激素(ACTH)12.5～25 U/d 静脉滴注,连用 3～5 天,或者可改为泼尼松 40～60 mg/d,顿服,每周减量 1 次,5～6 周内逐渐停用。同时,应注意给予适当的抗生素预防感染,补充足够的钾盐和钙剂,加强支持疗法以保证足够的水和热能的供应,预防各种并发症。

2.20%甘露醇

有报道可使病变早期脊髓水肿减轻,并可清除自由基,减轻脊髓损害,对脊髓炎治疗有效。20%甘露醇 1～2 g/(kg・次),每天2 或 3 次,连用 4～6 天。

3.细胞活化剂和维生素的应用

辅酶 A、三磷酸腺苷、肌苷、胰岛素、氯化钾等加入葡萄糖溶液内组成能量合剂,静脉滴注,每天 1 次,10～20 天为 1 个疗程;大剂量 B 族维生素如维生素 B_1、维生素 B_6、维生素 B_{12}及维生素 C 等,能加速周围神经的增生,促进神经功能的恢复,多被常规应用。胞磷胆碱、醋谷胺也有类似作用,也可用来促进脊髓功能的恢复。

4.抗生素的应用

应根据感染部位和可能的感染菌选择足量有效的抗生素,尽快控制感染,以免加重病情。

5.中药

大青叶、板蓝根等药物可活血通络,清热解毒,促进肢体恢复。

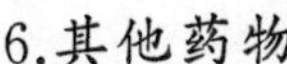
6.其他药物

干扰素、转移因子、聚肌胞可调节机体免疫力，伴有神经痛者可给予卡马西平等对症治疗。

(二)并发症的处理

(1)高颈位脊髓炎有呼吸困难者应尽早行气管切开或人工辅助呼吸。

(2)注意及时治疗泌尿系统或呼吸道感染，以免加重病情。

(三)血液疗法

1.全血输入疗法

目前很少应用，适合于合并贫血的患者。

2.血浆输入疗法

将健康人血浆200～300 mL静脉输入，每周2或3次，可提高患者免疫力，改善脊髓血液供应，改善营养状态及减轻肌肉萎缩。

3.血浆交换疗法

使用血浆分离机，将患者的血浆分离出来弃除，再选择健康人的血浆、清蛋白、羧甲淀粉及生理盐水等替换液予以补充，可减轻免疫反应，促进神经-肌肉功能的恢复。每天1次，7天为1个疗程。可用于应用激素治疗无效的患者，亦可用于危重患者的抢救。

4.紫外线照射充氧自体血回输疗法(光量子疗法)

将患者自体血经紫外线照射后回输，可提高血氧含量，利于脊髓功能的恢复，增强机体的免疫功能。但是否有效尚有争议。

(四)高压氧治疗

高压氧可提高血氧张力，增加血氧含量，改善和纠正病变脊髓缺氧性损害，促进有氧代谢和侧支循环的建立，有利于病变组织的再生和康复。每天1次，20～30天为1个疗程。

(五)康复治疗

早期宜进行被动活动、按摩等康复治疗。部分肌力恢复时，应鼓励患者主动活动，加强肢体锻炼，促进肌力恢复。瘫痪肢体应尽早保持功能位置，如仰卧、下肢伸直、略外展，以防止肢体屈曲挛缩，纠正足下垂。针灸、理疗等治疗将有助于康复。

(六)护理

极为重要。

1.皮肤护理

应注意防治压疮。应勤翻身,在骶部、足跟及骨隆起处加垫气圈,以保持皮肤清洁、干燥。有大、小便失禁者应勤换尿布,保持会阴部清洁。皮肤有红肿、硬块时,应及时用70%的乙醇棉球轻擦,再涂滑石粉或3.5%安息酸酊。已发生溃疡者,若创面表浅,应控制感染,预防扩大;有脓液和坏死组织者,应手术清除坏死组织;如果创面炎症已经消退,局部可用紫外线照射,并外敷紫草油纱条,促进肉芽组织生长。

2.尿潴留的处理

发生尿潴留者可先用针灸治疗,选取气海、关元和三阴交等穴位治疗,无效时可给予导尿。导尿后应留置导尿管并用封闭式集尿袋,鼓励患者多饮水,每3～4小时放1次尿,以保持膀胱有一定的容量,防止挛缩,并用0.02%呋喃西林溶液250～500 mL冲洗膀胱,停留半小时后放出,1次/天或2次/天。如有尿路感染,应及时检查病原菌,根据病原菌的种类,选用敏感的抗生素,进行静脉滴注治疗。

3.瘫痪护理

瘫痪肢体应保持在功能位,早期进行被动运动,四肢轮流进行,每次5～10分钟。可防止肌肉挛缩和促进瘫痪肢体恢复,经常翻身、拍背预防坠积性肺炎。瘫痪下肢需要用简易支架,瘫痪侧足应穿新布鞋,维持足背功能位。所盖的棉被不宜太重,以免发生足下垂。当肌力开始恢复时,应尽早鼓励患者做主动运动,锻炼肌肉,以利于恢复。

4.直肠功能障碍的护理

对排便困难者,应及时清洁灌肠或适当选用缓泻剂,促进粪便排出,防止肠麻痹。对于大便失禁者应及时识别其排便信号,如脸红、出汗、用力及烦躁等,以便及时清理,防止污染皮肤。

5.饮食护理

长期卧床不起的瘫痪患者应多食酸性食物,多吃蔬菜,防止长骨脱钙。不能吞咽者应给予鼻饲。

七、预后

本病的预后与下列因素有关。

(1)病前有否先驱症状。凡有发热等上呼吸道感染等先驱症状的患者,预后较好。

(2)脊髓受损程度。部分性或单一横贯损害的患者,预后较好;上升性和弥漫性脊髓受累者预后较差。

(3)并发压疮、尿路感染或肺部感染者预后较差。这三种并发症不仅影响预后,而且还常常是脊髓炎致命的主要原因。

(4)若无严重并发症,患者通常在3～6个月内恢复生活自理。其中1/3的患者基本恢复,只遗留轻微的感觉运动障碍;另有1/3的患者能行走,但步态异常,有尿频、便秘,有明显感觉障碍;还有1/3的患者将持续瘫痪,伴有尿失禁。

第二节　脊髓空洞症

脊髓空洞症是一种慢性进行性的脊髓变性疾病,是由于不同原因导致在脊髓中央管附近或后角底部有胶质增生或空洞形成的疾病。空洞常见于颈段,某些病例,空洞向上扩展到延髓和脑桥(称之为延髓空洞症),或向下延伸至胸髓甚至腰髓。由于空洞侵及周围的神经组织而引起受损节段的分离性感觉障碍、下运动神经元瘫痪,以及长传导束功能障碍与营养障碍。

一、病因和发病机制

脊髓空洞症与延髓空洞症的病因和发病机制目前尚未完全明确,概括起来有以下4种学说。

(一)脑脊液动力学异常

早在1965年,由Gardner等人认为由于第四脑室出口区先天异常,使正常脑脊液循环受阻,从而使得由脉络膜丛的收缩搏动产生的脑脊液压力搏动波通过第四脑室向下不断冲击,导致脊髓中央管逐渐扩大,最终形成空洞。支持这一学说的证据是脊髓空洞症常伴发颅颈交界畸形。其他影响正常脑脊液循环的病损如第四脑室顶部四周软脑膜的粘连也可伴发脊髓空洞症。通过手术解决颅颈交界处先天性病变后,脊髓空洞症所引起的某些症状可以获得改善。但是这种理论不能解释某些无第四脑室出口处阻塞或无颅颈交界畸形的脊髓空洞症,也不能解释空洞与中央管之间并无相互连接的病例。也有人认为传送到脊髓的搏动压力波太小,难以形成空洞。因此,他们认为空洞的形成是由于压力的影响,脑脊液从蛛网膜下腔沿着血管周围间隙(Virchow-Robin间隙)或其他软脊膜下通道进入脊髓内所造成。

(二)先天发育异常

由于胚胎期神经管闭合不全或脊髓中央管形成障碍,在脊髓实质内残留的胚胎上皮细胞缺血、坏死而形成空洞。支持这一学说的证据是脊髓空洞症常伴发其他先天性异常,如颈肋、脊柱后侧突、脊椎裂、脑积水、Klippel-Feil 二联征(两个以上颈椎先天性融合)、先天性延髓下疝(Arnold-Chiari畸形)、弓形足等。临床方面也不断有家族发病的报道。但该学说的一个最大缺陷在于空洞壁上从未发现过胚胎组织,故难以形成定论。

(三)血液循环异常

该学说认为脊髓空洞症是继发于血管畸形、脊髓肿瘤囊性变、脊髓损伤、脊髓炎伴中央软化、蛛网膜炎等而发生的。引起脊髓血液循环异常,产生髓内组织缺血、坏死、液化,形成空洞。

(四)继发于其他疾病

临床上屡有报道,脊髓空洞症继发于脊柱或脊髓外伤、脊髓内肿瘤、脊髓蛛网膜炎、脊髓炎以及脑膜炎等疾病。因脊髓中央区是脊髓前后动脉的交界区,侧支循环差,外伤后该区易坏死软化形成空洞,常由受伤部的脊髓中央区(后柱的腹侧,后角的内后方)起始并向上延伸。脊髓内肿瘤囊性变可造成脊髓空洞症。继发性脊髓蛛网膜炎患者,可能由于炎症粘连、局部缺血和脑脊液循环障碍,脑脊液从蛛网膜下腔沿血管周围间隙进入脊髓内,使中央管扩大形成空洞。脊髓炎时由于炎症区脱髓鞘、软化、坏死,严重时坏死区有空洞形成。

目前,多数学者认为脊(延)髓空洞症不是单一病因所造成的一个独立病种,而是由多种致病因素造成的综合征。

二、病理

空洞较大时病变节段的脊髓外形可增大,但软膜并不增厚。空洞内有清亮液体填充,其成分多与脑脊液相似。有的空洞内含黄色液体,其蛋白增高,连续切片观察,空洞最常见于颈膨大,常向胸髓扩展,腰髓较少受累。偶见多发空洞,但互不相通。典型的颈膨大空洞多先累及灰质前连合,然后向后角扩展,呈 U 字形分布。可对称或不对称地侵及前角,继而压迫脊髓白质。空洞在各平面的范围可不相同,组织学改变在空洞形成早期,其囊壁常不规则,有退变的神经胶质和神经组织。如空洞形成较久,其周围有胶质增生及肥大星形细胞,形成致密的囊壁(1～2 mm厚,部分有薄层胶原组织包绕)。当空洞与中央管交通时,部分空洞内壁可见室管膜细胞覆盖。

空洞亦可发生在延髓,通常呈纵裂状,有时仅为胶质瘢痕而无空洞。延髓空洞有下列3种类型:①裂隙从第四脑室底部舌下神经核外侧向前侧方伸展,破坏三叉神经脊束核、孤束核及其纤维。②裂隙从第四脑室中缝扩展,累及内侧纵束。③空洞发生在锥体和下橄榄核之间,破坏舌下神经纤维。上述改变以①、②型多见,③型罕见。延髓空洞多为单侧,伸入脑桥者较多,伸入中脑者罕见。延髓空洞尚可侵犯网状结构,第Ⅹ、Ⅺ、Ⅻ对脑神经及核,前庭神经下核至内侧纵束的纤维,脊髓丘系以及锥体束等。

脑桥空洞常位于顶盖区,可侵犯第Ⅵ、Ⅶ脑神经核和中央顶盖束。

Barnett等根据脊髓空洞症的病理改变及可能机制,将其分为4型。①脊髓空洞伴孟氏孔阻塞和中央管扩大:伴Ⅰ型Chiari畸形;伴颅后窝囊肿、肿瘤、蛛网膜炎等造成孟氏孔阻塞。②脊髓空洞不伴孟氏孔阻塞(自发型)。③继发性脊髓空洞:脊髓肿瘤(常为髓内)、脊髓外伤、脊蛛网膜炎、硬脊膜炎、脊髓压迫致继发性脊髓软化。④真性脊髓积水,常伴脑积水。

三、临床表现

发病年龄通常为20～30岁,偶尔发生于儿童期或成年以后,文献中最小年龄为3岁,最大为70岁。男性与女性比例为3∶1。

(一)脊髓空洞症

病程进行缓慢,最早出现的症状常呈节段性分布,首先影响上肢。当空洞逐渐扩大时,由于压力或胶质增生的作用,脊髓白质内的长传导束也被累及,在空洞水平以下出现传导束型功能障碍。两个阶段之间可以间隔数年。

1.感觉症状

由于空洞时常始于中央管背侧灰质的一侧或双侧后角底部,最早症状常是单侧的痛觉、温度觉障碍。如病变侵及前连合时可有双侧的手部、臂部尺侧或一部分颈部、胸部的痛、温觉丧失,而触觉及深感觉完整或相对地正常,称为分离性感觉障碍。患者常在手部发生灼伤或刺、割伤后才发现痛、温觉的缺损。以后痛、温觉丧失范围可以扩大到两侧上肢、胸、背部,呈短上衣样分布。如向上影响到三叉丘脑束交叉处,可以造成面部痛、温觉减退或消失,包括角膜反射消失。许多患者在痛、温觉消失区域内有自发性的中枢痛。晚期后柱及脊髓丘脑束也被累及,造成病变水平以下痛、温、触觉及深感觉的感觉异常及不同程度的障碍。

2.运动障碍

前角细胞受累后，手部小肌肉及前臂尺侧肌肉萎缩，软弱无力，且可有肌束颤动，逐渐波及上肢其他肌肉、肩胛肌以及一部分肋间肌。腱反射及肌张力减低。以后在空洞水平以下出现锥体束征、肌张力增高及腱反射亢进、腹壁反射消失、Babinskin征呈阳性。空洞内如果发生出血，病情可突然恶化。空洞如果在腰骶部，则在下肢部位出现上述的运动及感觉症状。

3.营养性障碍及其他症状

关节的痛觉缺失引起关节磨损、萎缩和畸形，关节肿大，活动度增加，运动时有摩擦音而无痛觉，称为夏科(Charcot)关节。在痛觉消失区域，表皮的烫伤及其他损伤可以造成顽固性溃疡及瘢痕形成。如果皮下组织增厚、肿胀及异样发软，伴有局部溃疡及感觉缺失时，甚至指、趾末端发生无痛性坏死、脱失，称为Mervan综合征。颈胸段病变损害交感神经通路时，可产生颈交感神经麻痹(Horner)综合征。病损节段可有出汗功能障碍，出汗过多或出汗减少。晚期可以有神经源性膀胱以及大便失禁现象。其他如脊柱侧突、后突畸形、脊柱裂、弓形足等亦属常见。

(二)延髓空洞症

由于延髓空洞常不对称，症状和体征通常为单侧型。累及疑核可造成吞咽困难及呐吃、软腭与咽喉肌无力、悬雍垂偏斜；舌下神经核受影响时造成伸舌偏向患侧，同侧舌肌萎缩伴有肌束颤动；如面神经核被累及时可出现下运动神经元型面瘫；三叉神经下行束受累时造成同侧面部感觉呈中枢型痛、温觉障碍；侵及内侧弓状纤维则出现半身触觉、深感觉缺失；如果前庭小脑通路被阻断可引起眩晕，可能伴有步态不稳及眼球震颤；有时也可能出现其他长传导束征象，但后者常与脊髓空洞症同时存在。

四、辅助检查

(一)腰椎穿刺及奎肯试验

一般无异常发现。如空洞较大则偶可导致脊腔部分梗阻引起脑脊液蛋白含量增高。

(二)X线检查

可发现骨骼Charcot关节、颈枕区畸形及其他畸形。

(三)延迟脊髓CT扫描(DMCT)

即在蛛网膜下腔注入水溶性阳性造影剂，延迟一定时间，分别在注射后6小时、

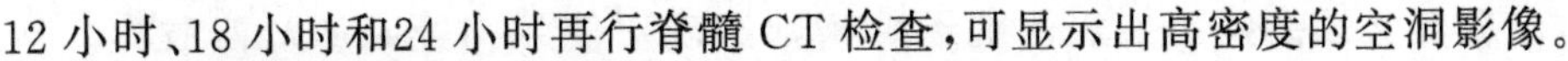

12 小时、18 小时和24 小时再行脊髓 CT 检查,可显示出高密度的空洞影像。

(四)磁共振成像(MRI)

MRI 是诊断本病最准确的方法。不仅因为其为无创伤检查,更因其能多平面、分节段获得全椎管轮廓,可在纵、横断面上清楚显示出空洞的位置及大小、累及范围、与脊髓的对应关系等,以及是否合并 Arnol-Chiari 畸形,以鉴别空洞是继发性还是原发性,有助于选择手术适应证和设计手术方案。

(五)肌电图

上肢萎缩肌肉有失神经表现,但在麻木的手部,感觉传导速度仍正常,是因病变位于后根神经节的近端之故。

五、诊断与鉴别诊断

(一)诊断

成年期发病,起病隐袭,缓慢发展,临床表现为节段性分布的分离性感觉障碍,手部和上肢的肌肉萎缩,以及皮肤和关节的营养障碍。如合并有其他先天性缺陷存在,则不难做出诊断。MRI 检查可确诊。

(二)鉴别诊断

本病需与下列疾病鉴别。

1.脊髓内肿瘤

可以类似脊髓空洞症,尤其是位于下颈髓时。但肿瘤病变节段短,进展较快,膀胱功能障碍出现较早,而营养性障碍少见,脑脊液蛋白含量增高,可以与本病相区别。对疑难病例可做脊髓造影和 MRI 鉴别之。

2.颈椎骨关节病

可出现手部及上肢的肌肉萎缩,但根痛常见,感觉障碍为呈根性分布而非节段性分布的分离性感觉障碍。可行颈椎摄片,必要时做 CT 和 MRI 检查可明确诊断。

3.肌萎缩性侧索硬化症

不容易与脊髓空洞症相混淆,因为它不引起感觉异常或感觉缺失。

4.脑干肿瘤

脊髓空洞症合并延髓空洞症时,需要与脑干肿瘤鉴别。脑干肿瘤好发于5～15 岁儿童,病程较短,开始常为脑桥下段症状而不是延髓症状,临床表现为展神经、三叉神经麻痹,且可有眼球震颤等;其后随肿瘤长大而有更多的脑神经麻痹症状，出现交叉性瘫痪。如双侧脑干肿瘤则出现双侧脑神经麻痹及四肢瘫。疾病后期可出现颅内压力增高等，可与延髓空洞症相鉴别。

5.麻风

虽可有上肢肌萎缩与麻木，但无分离性感觉障碍，所有深浅感觉均消失，且常可摸到粗大的周围神经(如尺神经、桡神经及臂丛神经干)，有时可见到躯干上有散在的脱色素斑、手指溃疡等，不难鉴别。

六、治疗

本病目前尚无特殊疗法，可从以下几方面着手。

(一)支持治疗

一般对症处理，如给予镇痛药、B族维生素、三磷酸腺苷、辅酶A、肌苷等。痛觉消失者应防止烫伤或冻伤。加强护理，辅助按摩、被动运动、针刺治疗等，防止关节挛缩。

(二)放疗

对脊髓病变部位进行照射，可缓解疼痛，可用深部X线疗法或放射性核素^{131}碘疗法，以后者较好。方法有以下几种。

1.口服法

先用复方碘溶液封闭甲状腺，然后空腹口服钠^{131}碘溶液50～200 μCi，每周服2次，总量500 μCi为1个疗程，2～3个月后重复疗程。

2.椎管注射法

按常规做腰椎穿刺，取头低位15°，穿刺针头倾向头部，注射无菌钠^{131}I溶液0.4～1.0 μCi/mL，每15天1次，共3或4次。

(三)手术治疗

对Chairi畸形、扁平颅底、第四脑室正中孔闭锁等情况可采用手术矫治。凡空洞/脊髓的比值超过30%者，有手术指征。手术的目的：①纠正伴同存在的颅骨及神经组织畸形。②椎板及枕骨下减压。③对张力性空洞，可行脊髓切开和空洞-蛛网膜下腔分流术或空洞-腹膜腔分流术。

(四)中药治疗

有人采用补肾活血汤加减治疗该病，据报道有效。但应持续服药3个月以上，否则疗效不佳。

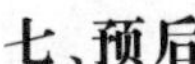

七、预后

本病进展缓慢，如能早期治疗，部分患者症状可有不同程度缓解。少数患者可停止进展，迁延数年至数十年无明显进展。部分患者进展至瘫痪而卧床不起，易发生并发症，预后不良。

第三节　脊髓血管疾病

脊髓血管疾病远较脑血管疾病少见，但脊髓内结构紧密，很小的血管损害就可出现明显的症状。脊髓血管疾病包括脊髓缺血、椎管内出血及脊髓血管畸形等。

一、病因和发病机制

缺血性脊髓血管病的病因很多(表 5-1)，既有原发性的脊髓血管病变，也有继发性的脊髓血管病变，还有全身疾病所致的等。脊髓梗死通常发生在脊髓前动脉供血区，以中胸段或下颈段多见。病损水平出现根痛，短时间内即可发生截瘫，痛、温觉缺失，大、小便障碍，而深感觉保留，称为脊髓前动脉综合征。脊髓后动脉左、右各一支，极少闭塞。

表 5-1　缺血性脊髓血管病的病因

病因类型	常见疾病
原发性血管病变	动脉硬化、血栓形成、血管炎、胶原病等
继发性血管压迫	椎间盘突出、椎管狭窄、硬膜外脓肿、硬膜外肿瘤、脊髓内肿瘤、结核性脊膜炎等
脊髓血管栓塞	心脏病、潜水病、脂肪栓塞
全身性血液循环障碍	低血压、心力衰竭、恶性贫血、心肌梗死、阿-斯综合征、心搏骤停
静脉系统闭塞	静脉瘤、血栓性静脉炎
医源性因素	大动静脉畸形手术、大动脉血管造影

椎管内出血包括硬膜外出血、硬膜下出血、脊髓内出血和脊髓蛛网膜下腔出血。病因包括外伤、血液病、抗凝治疗、急性感染中毒缺氧可造成脊髓点状出血、血管畸形、脊髓肿瘤内的出血等。

脊髓血管畸形很少见，可引起脊髓受压、脊髓出血或椎管内出血，侵犯髓内、硬膜下或硬膜外。脊髓血管畸形常伴同节段的其他血管畸形，如皮肤血管瘤、椎体血管畸形等。

二、病理

脊髓对缺血的耐受性较大，轻度间歇性供血不足不会对脊髓造成明显的病理改变。脊髓动脉血栓形成早期可见病灶处充血水肿。以后可发生脊髓前部或后部的梗死，范围可涉及几个甚至十几个脊髓节段。脊髓梗死后大体所见：脊髓前动脉呈节段性或区域性闭塞，动脉颜色变浅。早期脊髓充血水肿，晚期皱缩变小，色素沉着。镜下所见：脊髓软化灶中心部坏死，周围有胶质细胞增生。神经细胞变性，髓鞘崩溃。脊髓软化的类型：单侧前角软化；双侧前角软化；单侧前、侧索软化；脊髓前动脉区软化。

脊髓出血可形成血肿压迫脊髓。

三、临床表现

（一）缺血性病变

1.脊髓短暂性缺血发作

脊髓短暂性缺血发作与短暂性脑缺血发作相同，脊髓也可发生短暂性缺血发作，其发病机制和脑相同。表现为脊髓间歇性跛行，又分典型间歇性跛行和非典型间歇性跛行。典型间歇性跛行即行走一段距离后出现单侧或双侧下肢沉重、乏力甚至瘫痪，休息后可缓解，有的还伴轻度锥体束征和括约肌功能障碍，间歇期上述症状消失。非典型间歇性跛行，其表现为非行走诱发的发作性肢体无力或瘫痪，反复发作，可自行缓解。在运动和饱食后容易诱发，这是因为脊髓的血液过多的进入肌肉和内脏血管所致。

2.脊髓梗死

正常发生在脊髓前动脉供血区，以中胸段或下颈段多见，病损水平的相应部位出现根痛，短时间内即发生截瘫，痛、温觉缺失，大、小便障碍，深感觉保留，称脊髓前动脉综合征。脊髓后动脉左右各一支，极少闭塞，即使发生，因有良好的侧支循环而症状较轻且恢复较快。其临床表现为急性根痛，病变水平以下同侧肢体深感觉缺失，痛、温觉和肌力保存。

3.脊髓血管栓塞

亦不常见，与脑血管栓塞有相同病因，临床症状有根痛、下肢单瘫或截瘫和括约肌功能障碍等，有的如转移性肿瘤所致的脊髓血管栓塞，由于伴脊髓和椎管内广泛转移，病程进展较迅速。此外，脊髓血管栓塞由于常与脑栓塞同时发生，故临床症状易被脑部症状所掩盖。

(二)椎管内出血

硬膜外出血、硬膜下出血、脊髓内出血均可表现为骤起剧烈的局部背痛和急性横贯性损害。硬膜下血肿比硬膜外血肿少见。蛛网膜下腔出血表现为急剧的颈、背痛,脑膜刺激征和截瘫等。如仅为脊髓表面的血管破裂所致则可能只有背痛而无脊髓受压表现。脊髓实质内出血的临床症状极为严重,患者有些可在数小时至数天内死亡,存活者的病情也比脊髓梗死严重。

(三)脊髓血管畸形

分为动脉性、静脉性和动静脉性3种,前两者是很罕见的,多数为动静脉畸形。病变多见于胸膜段,其次为中胸段,颈段少见。临床特点是突然发病与症状反复出现,多数患者以急性疼痛发病,有40%~50%的患者以躯干或下肢的某个部位的疼痛为首发症状。约1/3的患者有感觉障碍。疼痛和感觉障碍均呈根性分布。此外,还有不同程度的截瘫,括约肌功能障碍,也有少数患者以脊蛛网膜下腔出血为首发症状。动静脉畸形症状的周期性加剧与妊娠有关,可能因为妊娠期内分泌改变或静脉压增高所致。

四、辅助检查

(一)腰椎穿刺和奎肯试验

对脊髓血管病的诊断非常重要,椎管内出血者脑脊液压力增高,血肿形成可造成椎管不同程度的阻塞,蛛网膜下腔出血则脑脊液呈均匀血性。

(二)脊髓影像学检查

椎管造影、CT和MRI可显示血肿的部位及范围。选择性脊髓血管造影可显示血管畸形的部位和类型或闭塞的血管。

五、诊断和鉴别诊断

(一)诊断

诊断较困难,尤其是缺血性病变。依据临床表现,出血者多有外伤史,缺血者与血压波动有密切关系。脑脊液、脊髓影像等检查有助于明确病因和病变程度。

(二)鉴别诊断

脊髓间歇性跛行应与马尾性间歇性跛行和血管性间歇性跛行病鉴别。

1.马尾性间歇性跛行

此是由于腰椎管狭窄所致,故常有腰骶区疼痛,行走后症状加重,休息后减轻或消失，腰前屈时症状可减轻，后仰时则加重，感觉症状比运动症状重，有间歇性垂足等。

2.血管性间歇性跛行

此为下肢动脉发生血栓性脉管炎或微栓子反复栓塞所致，其临床症状为下肢间歇性疼痛、无力苍白，表面皮肤温度低、足背动脉搏动减弱或消失，彩色超声多普勒检查有助鉴别。

六、治疗

(1)缺血性脊髓血管病的治疗原则与缺血性脑血管病相似，但应注意对因治疗，低血压者应予纠正血压，占位及压迫性病变应予行手术切除或减压性手术治疗，对各种结缔组织病的血管炎所致的脊髓梗死的治疗，应使用糖皮质激素治疗。加强护理和康复也很重要。

(2)各种类型的椎管内出血的一般治疗和脑内出血相同。患者需要绝对卧床休息和使用各种止血药(同脑蛛网膜下腔出血)。发现椎管完全梗阻时应紧急做椎板切除术，以减轻脊髓压力，恢复脊髓功能，如硬膜外或硬膜下血肿应紧急手术以清除血肿，如脊髓蛛网膜下腔出血有大量血块聚积时，应急诊行椎板减压，彻底清除血块。对脊髓血管畸形导致的脊髓出血应尽快手术治疗。对各种导致出血倾向的内科疾病所致的脊髓出血需要积极治疗原发病。

(3)脊髓动静脉畸形如果已经影响脊髓功能，是进行显微外科手术的适应证，显微外科手术可切除畸形血管。但是本病预后差，应尽可能早期诊断，早期手术。也可以通过动脉导管进行高选择性放射介入治疗，将血管畸形进行栓塞治疗。

(4)一般治疗。截瘫患者应注意防治并发症，如褥疮和尿路感染。

第四节　脊髓蛛网膜炎

脊髓蛛网膜炎是蛛网膜的一种慢性炎症过程，在某些因素的作用下蛛网膜增厚，与脊髓、脊神经根粘连(或形成囊肿)阻塞椎管，或通过影响脊髓血液循环而导致脊髓功能障碍。发病率较高，与椎管内肿瘤发病率相接近。发病年龄在

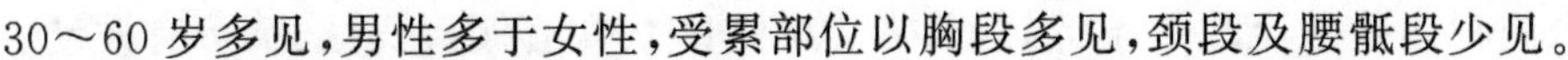

30～60 岁多见，男性多于女性，受累部位以胸段多见，颈段及腰骶段少见。

一、病因和发病机制

继发于某些致病因素的反应性非化脓性炎症。

(一)感染性

有原发于脊柱附近或椎管内的疾病如脊柱结核、硬膜外脓肿和脑脊髓膜炎等，也有继发于全身疾病如流感、伤寒、结核和产褥感染等。有报道，结核性脑膜炎引起者最多见。

(二)外伤性

如脊柱外伤、脊髓损伤、反复腰椎穿刺。

(三)化学性

如神经鞘内注入药物(抗癌药、链霉素等)、脊髓造影使用的碘油、麻醉药及其他化学药剂。

(四)脊柱或者脊髓本身的病变

如椎管内肿瘤、蛛网膜下腔出血、椎间盘突出以及脊椎病等均可合并脊髓蛛网膜炎。

(五)其他

如脊髓空洞症、脊柱脊髓的先天性畸形。

二、病理

蛛网膜位于硬脊膜与软脊膜之间，本身无血管供应，故缺乏炎症反应能力。但在病原刺激下，血管丰富的硬脊膜和软脊膜发生活跃的炎症反应，进入慢性期后，引起蛛网膜的纤维增厚，并使蛛网膜与硬脊膜和软脊膜发生粘连。

虽可发生于脊髓任何节段，但以胸腰段多见，病变部位的蛛网膜呈乳白色、浑浊，并有不规则不对称增厚，以后成为坚韧的瘢痕组织，可与脊髓、软膜、神经根和血管发生粘连伴有血管增生。根据病变发展情况分为 3 种类型：①局限型(仅局限于 1～2 个节段)，②弥漫型(有多个节段呈散在分布)，③囊肿型(粘连及增厚的蛛网膜形成囊肿)。

三、临床表现

(1)发病前约 45.6%有感染及外伤史。

(2)多为慢性起病且逐渐缓慢进展，但也有少数是迅速或亚急性起病。

(3)病程由数月至数年不等,最长者10年,症状常有缓解,故病情可有波动。

(4)由于蛛网膜的增厚和粘连及形成囊肿对脊髓、神经根和血管的压迫也为不对称和不规则,及不同病变部位的临床表现呈多样性,可有单发或多发的神经根痛,感觉障碍多呈神经根型、节段型或斑块状不规则分布,两侧不对称。运动障碍为不对称的截瘫、单瘫或四肢瘫,一般以局限型症状较轻,弥漫型症状则较重,囊肿型类似于脊髓占位的压迫症表现。括约肌功能障碍出现较晚,症状不明显。

四、实验室检查

(一)腰椎穿刺

脑脊液压力正常或者低于正常。弥漫型和囊肿型可引起椎管阻塞,奎肯试验可表现为完全阻塞、不完全阻塞、通畅或时而阻塞时而通畅。脑脊液淡黄色或无色透明;脑脊液蛋白含量增高,甚至脑脊液流出后可自动凝固,称弗洛因综合征,蛋白增高的程度与椎管内阻塞的程度不一致,与病变节段无明显关系;细胞数接近正常或增高(以淋巴细胞为主);往往呈现蛋白-细胞分离现象。

(二)X 线检查

脊柱平片多无异常,或同时存在增生性脊椎炎及腰椎横突退化等改变。

(三)椎管造影

见椎管腔呈不规则狭窄,碘水呈点滴和斑块状分布,囊肿型则显示杯口状缺损。碘油造影因其不能被吸收而本身就是造成脊髓蛛网膜炎的病因之一,故不宜使用。

(四)MRI

能明确囊肿性质、部位、大小,并能了解病灶对周围重要组织的损害情况。

五、诊断

引起脊髓蛛网膜炎的病因较多,临床上对能够明确病因的不再做出脊髓蛛网膜炎的诊断,仅对难以明确病因,符合神经症状和病理表现的才做出该诊断。但该类病变临床诊断比较困难,误诊率也较高。脊髓蛛网膜炎的主要有以下特点。

(1)发病前有感冒、受凉、轻伤或劳累病史,在上述情况下出现症状或者症状加重。

(2)脊髓后根激惹症状。单侧或双侧上肢根痛明显,手或前臂可有轻度肌肉

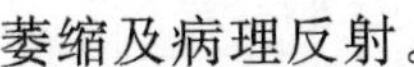

萎缩及病理反射。

(3)病程中症状有缓解和加重，呈波动性表现。该特点有助于和椎管内肿瘤鉴别。

(4)脊髓症状多样。病变侵犯范围广而不规则，病变水平的确定往往比较困难，且病变平面以下感觉障碍的分布不规律，如果病变不完全局限于椎管内，可出现脑神经损害的表现，有时可有助于诊断脊髓蛛网膜炎。

(5)脑脊液检查：蛋白含量增高，脑脊液呈现蛋白细胞分离现象，以及奎肯试验中椎管通畅性的变化支持脊髓蛛网膜炎的诊断。

(6)脊髓碘水造影：往往有椎管腔呈不规则狭窄，碘水呈点滴和斑状分布，囊肿型则显示杯口状缺损的特征性改变。

六、治疗

(一)非手术治疗

确定诊断后，首先考虑非手术治疗，但目前的治疗方法效果仍不十分理想。对早期、轻症病例，经过治疗可以使症状消失或减轻。保守治疗可选用激素(静脉滴注或口服)、血管扩张药、B族维生素等。积极治疗原发病(抗感染或抗结核治疗等)及对于神经功能损害给予康复治疗。

(1)激素：虽然认为椎管内注射激素能治疗蛛网膜炎，但由于其本身也是引起蛛网膜炎的原因之一，临床上多采用口服或静脉滴注的方法给予。氢化可的松每天100～200 mg或地塞米松10～20 mg，2～4周后逐渐减量、停药。必要时重复使用。

(2)抗生素：有急性感染症状如发热使症状加重时可考虑使用。

(3)40%乌洛托品液静脉注射，5 mL，每天1次，10～20天为1个疗程。10%碘化钾溶液口服或10%碘化钾溶液静脉注射，10 mL，每天1次，8～10天为1个疗程。

(4)维生素：如维生素B_1、维生素B_{12}、烟酸等。

(5)玻璃酸酶(透明质酸酶)：作用可能是由于它能溶解组织的渗出物及粘连，因而有利于改善了脑脊液的吸收和循环；有利于抗结核药物的渗出液；解除了对血管的牵拉使其更有效地输送营养。每次用玻璃酸酶500 U，稀释于1 mL注射用水中，鞘内注射，每周1次。对结核性脑膜炎患者当脑脊液蛋白>3 g/L，疑有椎管梗阻者则用氢化可的松25～50 mg或地塞米松0.5～1 mg，玻璃酸酶750～1 500 U，鞘内注射，每2周1次，10次为1个疗程。

(6)理疗:如碘离子导入疗法。

(7)放射疗法:此法对新生物的纤维组织有效应,对陈旧的纤维组织作用较小。一般使用小剂量放射线照射,不容许使用大到足以引起正常组织任何损害的剂量,并须注意照射面积的大小及其蓄积量。

(8)蛛网膜下腔注气:有人认为此法有一定疗效。每次注气 10～20 mL,最多 50 mL,每隔5～14 天注气 1 次,8 次为 1 个疗程。

(9)针刺、按摩、功能锻炼。

(二)手术治疗

多数学者指出,手术治疗仅限于局限性粘连及有囊肿形成的病例。有急性感染征象或脑脊液细胞明显增多时,则不宜手术。手术中切除椎板后,应首先观察硬脊膜搏动是否正常,有无肥厚。切开硬脊膜时应注意保持蛛网膜的完整,根据观察所得病变情况,进行手术操作。术后强调采用综合治疗,加强护理,防止并发症的发生,并积极促进神经功能的恢复。诊断为囊肿型者可行囊肿摘除术,弥漫性或脑脊液细胞增多明显者不宜行手术治疗,因可加重蛛网膜的粘连。

第六章

脱髓鞘疾病

第一节 视神经脊髓炎

视神经脊髓炎(neuromyelitis optica,NO)也称 Devic 病,是一种主要累及视神经和脊髓的原发性中枢神经系统炎性脱髓鞘性疾病,很少累及大脑。临床以急性或亚急性视神经炎或球后视神经炎与脊髓横贯性损害为表现。既往认为是多发性硬化的一个变异型,但近年来研究表明 NO 可能是一种独立的疾病,这对 NO 的治疗及预后有重要意义。

一、发病机制及病理

本病迄今病因不明,可能是与病毒感染或毒素作用有关的感染性或中毒性变态反应性疾病,起病急,病情重。病理特点为常选择性地累及视神经和脊髓,出现脊髓炎和/或视神经炎的症状,脊髓病灶可累及多个节段,一般 3 个以上。脊髓节段灰质及白质均可受累。受累脊髓肿胀、软化,出现广泛的脱髓鞘病变,典型的病灶位于脊髓中央,病灶周围是髓鞘保留区。视神经损害多位于视神经及视交叉部位,偶尔可有视束受累。

二、临床表现

(一)年龄与性别

本病多见于 20～40 岁青壮年,小儿 NO 较少见,男女均可受累。

(二)起病情况

大多数呈急性或亚急性起病,少数呈慢性起病。病程中常有缓解和复发。急性者表现突然起病,几天内症状达高峰。亚急性者起病缓慢,1～2 个月内症状加重。少数起病缓慢,症状逐渐进展,数月后症状达高峰。首发症状以视神经受累多见，脊髓受累次之，同时受累者较少见。视神经炎和脊髓病变先后发生时间的间隔可数天至数年不等。

（三）眼部症状

眼部的主要症状有双侧或单侧眼球转动疼痛、视物模糊、视力下降、可有不同形式的视野缺损，甚至完全失明。视神经受损分为视盘炎和球后视神经炎，视盘炎早期眼底改变为视盘水肿，后期可继发视盘萎缩；球后视神经炎早期眼底正常，后期出现原发性视盘萎缩。

（四）脊髓症状

脊髓损害多为脊髓横贯受累，完全横贯型脊髓炎表现为病变水平以下运动、感觉完全消失，尿便潴留；而不完全横贯型脊髓炎时，感觉障碍不完全缺失，多为温痛觉减退，而深感觉、触觉无明显障碍，肌力可维持Ⅱ～Ⅳ级，可不对称，排尿障碍较轻，常不出现脊髓休克或出现很短。膀胱直肠括约肌障碍在急性期以尿潴留为主，恢复期以尿失禁为主。颈髓受累可能合并 Horner 征。按肢体运动功能可分：轻度是指肢体无力程度轻，且可自由活动，中度是指患儿需借助单或双拐才能行走，重度是指严重瘫痪需坐轮椅或卧床。

三、辅助检查

（一）脑脊液

NO 病理表现为脱髓鞘改变，故常规脑脊液检查显示蛋白-细胞分离，但由于病变可波及脑膜或脊膜，故脑脊液白细胞可轻度增高，以淋巴细胞为主，通常不超过 100×10^6/L，勿据此诊断颅内感染，蛋白含量正常或轻度增高，糖和氯化物含量正常，寡克隆抗体可为阳性。

（二）视觉诱发电位

视觉诱发电位能早期发现亚临床视力损害，表现为 P_{100} 潜伏期延长，可有波幅下降或消失。

（三）脊髓 MRI 检查

对脊髓病变范围、程度、性质提供最确切的资料，MRI 所见损害往往早于临床症状出现，且较临床损害病灶更加广泛。可显示脊髓内纵行斑片长 T_1、T_2 信号，以 T_2 加权高信号显示清楚，病变多发生在颈段、胸段或颈胸段同时受累。

（四）NO-IgG

最近，Lennon 等在 NO 患者血清中发现了一种称为 NO-IgG 的自身抗体，可作为NO特异性的标志。此检查方法具有高敏感性和高特异性，今后可能作为发病初期一个强有力的诊断依据。

四、诊断与鉴别诊断

(一)诊断

典型病例诊断不难。据文献报道诊断标准如下：①轻重程度不等的横贯性脊髓炎；②急性对称性或非对称性视神经炎；③一般无视神经和脊髓以外的临床征象；④病程多呈单相性。

由于视神经和脊髓受累可间隔时间不定而先后发病，因此对不明原因的急性视神经炎或急性脊髓炎应定期随访，视力、眼底检查应列为常规，注意有无演变成视神经脊髓炎。

本病患儿可有缓解与复发，在一种症状反复1至多次后出现另一种症状。

(二)鉴别诊断

本病应与急性散播性脑脊髓炎，多发性硬化，系统性红斑狼疮伴神经系统损害等鉴别。

五、治疗

本病与多发性硬化治疗基本相同。主要糖皮质激素(简称激素)治疗，甲泼尼龙15～30 mg/(kg·d)，共用3～5天，之后给予泼尼松1.5～2 mg/(kg·d)口服维持，2～4个月内酌情渐减。每周减2.5 mg，依次减完后停用，总疗程为4～6个月。大剂量丙种球蛋白(每天400 mg/kg，共5天)，是新近明确的对于NO治疗有效的一种手段，如果急性期不能除外感染，可先选择大剂量丙种球蛋白，继之以激素治疗，亦可迅速有效控制症状，并防止了激素治疗的不良反应(如感染扩散)。同时给予抗炎，注意保护视力，营养神经，B族维生素及神经生长因子等综合治疗。

第二节　急性播散性脑脊髓炎

急性播散性脑脊髓炎(acute disseminated encephalomyelitis，ADEM)是以中枢神经系统急性炎症脱髓鞘为特征，细胞免疫介导的自身免疫性疾病，本病通常发生于急性感染或疫苗接种后，故又称感染后脑脊髓炎或疫苗后脑脊髓炎。病前既无接种史或感染史，可以统称为ADEM。

一、流行病学

ADEM主要发生于热带地区，温带地区罕见，其准确发病率还不清楚。过去，ADEM常继发于小儿传染病，如麻疹、天花、水痘等，发病率及病死率均很高。随着感染性疾病控制能力的显著提高，目前在发达国家，ADEM最常见于非特异性上呼吸道感染后，其病原学还不清楚。在发展中国家及贫穷国家，由于免疫接种工作实施不佳，麻疹及其他病毒感染仍很流行，成为感染后脱髓鞘病变的主要原因。据报道，ADEM继发于麻疹后的发病率为0.1%，继发于水痘后的发病率较低，约0.01%，而继发于风疹后的发病率为0.2%。与麻疹感染相比，接种后和狂犬病感染后ADEM的病死率高达25%，存活者中，25%～40%患者遗留永久性神经系统损害。

另一种ADEM继发于免疫接种，其临床表现与感染后ADEM难以鉴别，不同之处在于，前者更易于累及周围神经系统。目前，该类ADEM多见于麻疹、流行性腮腺炎及狂犬病疫苗接种后。与麻疹病本身所继发的ADEM相比，接种后而致ADEM的发生率要低得多，约为前者的5%。神经系统后遗症的发生率要低得多。

二、发病机制

现有证据表明，ADEM是针对髓鞘或其他自身抗原而发生的一过性自身免疫反应，具体是通过分子模拟或自身反应性T细胞克隆的非特异性反应而发生的。微生物蛋白质的肽类与宿主本身的肽类在结构上可能很相似，并足以诱导自身反应性T细胞，该机制即称为分子模拟。非特异性病毒感染或疫苗接种后，通过分子模拟机制导致了中枢神经系统(CNS)小静脉旁炎性反应，即病毒蛋白上的某些肽段与髓鞘蛋白如髓鞘碱性蛋白(myelin basic protein，MBP)与髓鞘脂蛋白的结构相似，它们致敏的T细胞通过血液循环，在黏附因子作用下黏附于CNS血管内皮细胞，同时释放炎性细胞因子，使血-脑屏障通透性发生改变，致敏细胞更易通过，继而趋化因子募集多种淋巴细胞到中枢内，导致免疫损害。单核-巨噬细胞作为抗原呈递细胞摄取抗原并处理成肽段，与细胞表面的主要组织相容性复合物Ⅱ类分子(MHC-Ⅱ)形成复合物，同时分泌IL-1等细胞因子，诱导T细胞产生其他细胞因子。一些细胞因子可使星形胶质细胞和内皮细胞表达MHC-Ⅱ分子而成为呈递细胞。抗原/MHC-Ⅱ分子复合物与辅助性

T 细胞膜受体结合，在协同刺激因子作用下激活辅助性 T 细胞并使之增殖，释放细胞因子。这些细胞因子进一步激活 B 细胞和细胞毒性 T 细胞而导致病理损害。

三、病理

本病最显著病理特点是在中枢神经系统的白质，围绕血管周围，尤其在小静脉周围可见髓鞘脱失。疾病早期，可见无数直径约 1 mm 的脱髓鞘病灶，广泛分布于脑和脊髓的白质，视神经和颞叶最显著。轴索相对完整。血管周围水肿且有明显的炎性细胞浸润。疾病晚期，病变周围胶质细胞增生，瘢痕形成。一般说本病所有病灶的病理改变是相同的，反映本病属临床单时相疾病。本病主要累及脑白质，但也可累及脑灰质，后者主要见于基底节、丘脑，甚至皮质灰质。

四、临床表现

本病可发生于任何年龄，但以儿童多见，性别无差异。急性起病，病前 1 个月以内常有前驱感染或疫苗接种史，经过数天后出现神经系统症状，一般前驱感染与疫苗接种的时间距神经系统症状出现的时间间隔为 1～3 周。根据临床特征可分为 3 型，脑脊髓型即脑与脊髓均受累，脑型即指脑症状突出，脊髓型即脊髓受累突出。起病时发热可有可无，而且发热和神经系统表现不一定同步，中枢神经系统症状通常在几天内即达高峰，表现多样，以脑症状为主，常有头痛、头晕、呕吐、惊厥、轻重不等意识障碍，精神症状及脑膜刺激征、偏侧肢体麻木、颅神经麻痹及轻度瘫痪。脑干症状可有颅神经受累，小脑受损可有共济失调、眼震等。脊髓受累部位不同，可有截瘫或四肢瘫、感觉障碍平面及尿潴留。病情通常在几天内开始好转，并于数周或数月内痊愈，个别病例几天内即痊愈。病死率在 10%～30%，而痊愈率为 50%。麻疹后较接种后 ADEM 预后要差。少数 ADEM 也可表现有反复，有人称之为多相播散性脑脊髓炎或复发性感染后脑脊髓炎。但很少有 2 次以上发作。

五、实验室检查

（一）脑脊液（CSF）

所见是非特异的。CSF 可表现有压力增高，中度淋巴细胞增多，蛋白轻至中度增加（一般＜1 g/L）。有时可发现髓鞘碱性蛋白增高。寡克隆区带多为阳性，IgG 指数常增高。坏死型患者的 CSF 可能以中性多核白细胞为主，偶可见到红细胞。但也有约 1/3 的患者其 CSF 完全正常。

(二)脑电图

多有弥漫性慢波活动变化。

(三)影像学检查

1.脑 CT 检查

影像学改变在 ADEM 的诊断中极具价值。典型的 CT 所见为双侧额、顶叶脑室旁的低密度灶,偶尔低密度改变也可见于基底节及丘脑。增强 CT 可出现环形或结节状增强,也可表现为混杂信号,有时还会出现脑室周围和脑回的增强。个别患者 CT 也可能未能发现异常。神经病学检查体征与 CT 所见不一定完全相符,CT 异常可以出现得晚些,一般发病后 5～14 天才有改变。

2.脑 MRI

MRI 对发现病灶要更为敏感些,在 T_2 加权像时在幕上或幕下的脑白质常可以发现多发的高密度病灶,一般不太对称,无出血或团块效应。T_1 加权像没有 T_2 敏感,但有时也可见到低信号灶。在 MRI 上病灶也可见于间脑、脑干及后颅窝。儿童以小脑及脑干多见。偶尔病灶比较大,并出现团块效应,类似肿瘤。临床与 MRI 的相符性是多变的,患者神经病学体征较少或较轻,但 MRI 可见到多发病灶。但临床的改善一般都伴随有 MRI 病灶的缩小或消失。有文献报告临床恢复后 MRI 异常可持续达 3 年。脊髓病变仅能由 MRI 显示,呈现脱髓鞘改变,T_1 可改变不明显,T_2 高信号,局部脊髓增粗或正常,可有强化。

六、诊断与鉴别诊断

(一)诊断

本病诊断主要依据典型病史、病程、神经系统受累及脑 MRI 特征,但需除外其他脑脊髓疾病。诊断标准:①急性或亚急性起病。②病前多有前驱感染症状。③有脑实质损害的症状和体征,常伴有不同程度的精神症状和意识障碍。④脑脊液正常或轻度异常。⑤脑电图示不同程度弥漫性或局限性慢波。⑥头部 CT、MRI 检查提示脑白质弥漫性病灶。⑦激素治疗效果较明显。⑧排除其他原因所致的脑部损害。脑和脊髓损害的症状体征常重叠出现,其间没有明显界限,因此我们认为在脑实质受累基础上出现的脊髓定位症状体征,包括呼吸衰竭、二便潴留、明显的四肢瘫痪等,应及时考虑 ADEM。在诊断上应注意 ADEM 的一种特殊类型,称为急性出血性白质脑炎。有人认为是 ADEM 的暴发型。急剧起病,年龄为2.5～60岁。病理特点是单侧或双侧不对称顶叶、额叶后部广泛出血、水肿、坏死、脑干和脊髓也可受累。血管周围明显髓鞘脱失,淋巴细胞浸润。病前患儿常有病毒感染,几天后出现精神系统症状,如发热、偏瘫、失语、抽搐等。可早期出现昏迷,几天之内即可迅速死亡。病死率高,预后不好。

(二)鉴别诊断

本病应与急性病毒性脑炎,多发性硬化,散播性坏死性脑白质病等相鉴别。

1.与多发性硬化(MS)的鉴别

(1)MS多发于青壮年,女性稍多于男性。ADEM多发于儿童,男女之比无差异。

(2)ADEM常有明确的前驱感染或疫苗接种史,MS一般不明确。

(3)临床表现:MS反复发作,ADEM很少反复发作。

(4)MRI:ADEM病灶多以皮层下白质为著,而MS以中央区白质为著,胼胝体受累多见于MS,深部灰质受累多见于ADEM。

2.与病毒性脑炎的鉴别

(1)ADEM前驱感染及疫苗接种史较为明确,且前驱感染与症状出现时间有一定间隔,而病毒性脑炎一般无预防接种史,且前驱感染症状迅速进展。

(2)ADEM临床表现更加多样化,但以肢体障碍多见,且发热与神经系统表现可能不一致,而病毒性脑炎临床表现以惊厥和意识障碍多见,且发热与之相平行。

(3)头颅MRI:在鉴别中很重要,ADEM主要表现为白质区多病灶,病毒性脑炎主要以灰质病灶为主。

(4)脑脊液检查:ADEM脑脊液常规,白细胞数及蛋白量可以轻度升高,而病毒性脑炎脑脊液常规,白细胞数及蛋白量既有轻度升高,也有较多升高,脑脊液病毒抗体ADEM一般为阴性,而病毒性脑炎可为阳性。

(5)治疗:ADEM需要早期使用激素治疗,而病毒性脑炎一般不适用激素治疗。

七、治疗

(一)糖皮质激素

根据本病的病理改变,其临床治疗首选免疫抑制剂激素,激素不仅能促进脑脊髓炎的神经功能恢复,而且早期足量激素能抑制免疫功能,稳定溶酶体膜,减轻脑和脊髓的充血水肿,抑制脱髓鞘过程,能提高本病的治疗及显效率。常用剂量:地塞米松0.5 mg/(kg·d),7～14天为1个疗程,现认为甲泼尼龙对脱髓鞘疾病的疗效优于地塞米松，静脉给予大剂量的甲泼尼龙 3～5 天，然后继以泼尼松口服，并逐渐减量，5 周后逐渐减量停用。

(二)免疫球蛋白

免疫球蛋白有免疫调节作用。可静脉滴注人血丙种球蛋白，400 mg/(kg・d)，连用 5 天，该药目前亦用于许多自身免疫性疾病。

(三)血浆置换

有数篇血浆置换对重症患者有益的报道，这些患者随着置换而同时有临床进步，有一定的说服力。因此对重症 ADEM 患者应用血浆置换是合理的。

(四)支持治疗

除上述治疗外，支持治疗非常重要。如体温、抽搐和颅高压的控制，辅助呼吸，皮肤的保护，注意水、电解质平衡，以及避免合并感染的发生和控制都非常重要，以给患者的恢复创造良好的条件。

八、病程和预后

因感染的种类和个体的差异，病情的轻重和病程不尽相同。一般常在感染或疫苗接种后，经过一段潜伏期(1～3 周)出现临床症状，病情逐渐加重，多数患者在数天内达到高峰。如果患者不死亡，则 2 周内一般转为稳定。好转后常遗留一定的后遗症，也有少数患者虽然昏迷时间很长，但经过积极的支持治疗可以恢复很好。可以没有后遗症，或仅遗留轻微的后遗症。

ADEM 的病死率因诱发因素的不同而有相当的差异。据统计，麻疹后的 ADEM 病死率为 20%，后遗症也往往较重。而疫苗后的 ADEM 病死率约为 10%，疱疹水痘后的 ADEM 病死率较低，为 5%。如 ADEM 发生于非特异性呼吸道感染后，则预后良好，虽然恢复比较慢，但后遗症一般很少。

第三节　脑桥中央髓鞘溶解症

一、定义

脑桥中央髓鞘溶解症(central pontine myelinolysis，CPM)是一种较少见的脱髓鞘性疾病，主要表现为四肢瘫、假性延髓性麻痹和特殊的意识状态。

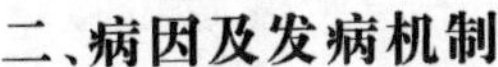

二、病因及发病机制

本病的病因及发病机制不明。酗酒和慢性乙醇中毒、高血钠、低钠血症、高血糖症、氮质血症、正常血钠、低钾和低磷患者，以及慢性肝脏疾病、肝移植术后、脱水、不适当抗利尿激素分泌综合征、慢性肾病及肾衰竭、血液透析、肾上腺皮质激素缺乏、严重创伤、胰腺炎等均可引起脑桥中央髓鞘溶解症。其发病机制可有以下几点。

(一)脑内渗透压平衡失调

脑内渗透压平衡失调常见于高钠血症、低钠血症等。大量研究报道在低钠血症及其纠正过快可引发疾病发生。

(二)细胞凋亡假说

CPM的发生与营养不良有关，其中最主要为维生素B_1、维生素B_{12}缺乏。维生素B_1缺乏时由于能量不足以及核酸合成障碍，影响神经细胞膜髓鞘磷脂合成；维生素B_{12}缺乏时，脂肪酸合成异常，影响髓鞘的转换，结果使髓鞘变性退化。

(三)多因素的联合作用

如慢性乙醇中毒、严重营养不良伴严重低钠血症纠正过快、低钾血症、高镁血症及低血糖等，此时血渗透压骤变更易导致发病。

三、病理

特征性病理特点是脑桥基底部呈对称分布的神经纤维脱髓鞘，病灶边界清楚，直径可为数毫米或占据整个脑桥基底部，也可累及被盖部。神经细胞和轴索相对完好，可见吞噬细胞和星形细胞反应。少数CPM可出现脑桥外脱髓鞘损害，包括丘脑、内囊、小脑、皮质下白质、杏仁核、屏状核、外侧膝状体和内侧纵束，其损害多为对称性，约占尸解病例的10%。

四、临床表现

(1)本病为散发性，任何年龄均可发生，以30～50岁为多，也见于儿童，男性多于女性。

(2)病前常有基础疾病或诱发因素 常伴发于严重的疾病(如肝衰竭、癌症晚期等)，大量饮酒以及长期酗酒者，低钠血症患者快速补充钠盐时等(一般最初24小时补钠不超过12 mmol/L，48小时内不超过20 mmol/L，超过者易发生)。

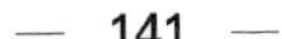

(3)起病急,进展快,多在原发病的基础上以突然发生四肢瘫痪和假性延髓性麻痹为特征,但因病变累及部位及范围不同,临床症状表现复杂。①脑桥基底皮质脊髓束和皮质延髓束受损:闭锁综合征,表现为假性延髓性麻痹及其他脑神经损害,四肢痉挛性瘫或偏瘫。②脑桥基底病变延伸到被盖累及上升性网状激活系统或由于双侧丘脑受损:昏迷。③小脑、脑桥或小脑脚受损:共济失调。④基底节受损:肌张力障碍,如舞蹈症,手足徐动症,帕金森综合征等。⑤皮质下受损:癫痫发作,兴奋,多语。

在临床上脑桥外症状常被锥体束和脑干症状掩盖,常在昏迷和四肢瘫恢复后出现迟发性肌张力障碍、手足徐动症、帕金森综合征等,这些症状常在脑桥中央髓鞘溶解症发生后 3 周至 5 个月出现。

(4)本病临床症状常表现为双相:首先是低钠血症引起的全脑症状(低钠性脑病),在血钠纠正后症状改善;2～3 天后再次出现典型神经症状。

五、辅助检查

(一)腰穿

腰穿结果无特异性,CSF 压力升高者约占 30%,约 5%患者白细胞计数升高,偶有脑脊液黄变,髓鞘碱性蛋白常升高。

(二)脑电图

脑电图也无特异性,可有广泛的慢波,且与意识状态有关。

(三)脑干听觉诱发电位

脑干听觉诱发电位有助于确定脑桥病变,但不能确定病灶范围。

(四)影像学检查

影像学检查最具诊断价值。

1.头部 CT

常在起病后数天,平扫可见脑桥基底部低密度区,造影后无增强,无占位效应。

2.MRI

对该病诊断价值较大,影像表现具有一定特异性。

(1)脑桥病变:位于脑桥中央;病灶形态轴位为圆形、三角形或蝶形,矢状面为卵圆形,冠状面为蝙蝠翼状;病灶范围上可延及中脑下缘,下可延及脑桥下部,少数可累及脑桥被盖,脑桥周边部一般不受侵。增强扫描有 3 种强化表现:①病灶中央显著增强；②病灶周边强化；③病灶无强化，原因可能系病变处于不同时期及胶质增生情况等有关(图 6-1)。

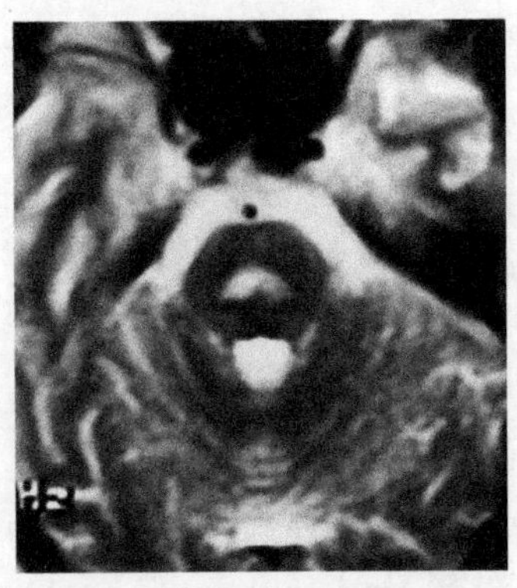

图 6-1　脑桥中央髓鞘溶解症

(2)脑桥外病变(约占 10%)：可分布在丘脑、下丘脑核、纹状体、内囊、杏仁核、外侧膝状体、小脑脚、穹隆、小脑白质、脑皮质(如颞、顶、枕)深部及皮质下。病灶一般为双侧对称分布。

(3)所有病变均呈长 T_1、T_2 信号，FLAI R 为明显高信号。DWI 上早期病灶表现为明显高信号，ADC 图为低信号，ADC 值明显减小，说明急性期确实存在细胞毒性水肿。

(4)所有病变均无占位效应，脑桥不增粗。

(5)影像学改变与临床表现并不具有相关性，有些病例在临床症状发生数周后才出现影像改变；有些病例影像改变可早于典型临床改变半年；大的病灶可以完全或相对无症状。

(6)病灶可随时间延长而改变，MRI 可通过 T_1、T_2 值的减少反映急性水肿的减轻。急性期过后病灶开始变小，更加清楚，准确反映脱髓鞘的范围。有的症状已基本恢复但病灶不消失，遗留的病灶可为瘢痕，成为永久性脱髓鞘病灶，并伴脑桥萎缩，特别是开始较大的病灶。开始病灶较小经治疗可消失，有的在 6～7 周后即恢复正常。

(7)病灶不显示不能排除本病：病灶太小且呈散在分布时不能显示；或病灶仅出现在脑桥外。

六、诊断

慢性酒精中毒、严重全身性疾病和低钠血症纠正过快的患者突然出现皮质脊髓束和皮质脑干束受损的症状，如突发四肢弛缓性瘫、假性延髓性麻痹，

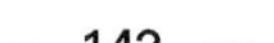

数天内迅速进展为完全性或不完全性闭锁综合征，应高度怀疑 CPM 的可能。以往脑桥中央髓鞘溶解症的确诊主要依靠尸检，随着 MRI 的广泛应用，使生前诊断成为可能，早期诊断率也显著提高。大多数 CPM 患者脑桥病变很小，不超过3 mm，位于中线一侧，仅累及部分皮质脊髓束或皮质脑干束，临床上也可全无症状和体征。有些 CPM 患者的临床表现可能被代谢性疾病出现的昏迷所掩盖。

七、临床分型

(一)CPM

CPM 出现四肢瘫和脑干功能障碍：假性延髓性麻痹、延髓麻痹、闭锁综合征等；脑桥 MRI 表现为脑桥中央有 T_1 低信号、T_2 高信号的蝶形病灶等异常。

(二)脑桥外髓鞘溶解症

脑桥外髓鞘溶解症比 CPM 少见，主要表现为运动障碍，如帕金森综合征、肌张力障碍、帕金森综合征合并肌张力障碍等。

(三)混合型

以上两种类型均存在。

(四)其他

少见者有脊髓后柱损害型；无临床症状型，有 MRI 表现而无症状。

八、鉴别诊断

本病的 MRI 表现并非特异性，临床上应与脑桥基底部梗死、脑干脑炎、多发性硬化和脑桥肿瘤等鉴别。

(1)CPM 病灶较对称，不符合血管走行与分布的特点，可与脑干梗死相鉴别。然而，基底动脉闭塞引起的脑干梗死有时可与 CPM 颇为相似。突然起病或临床上呈阶梯样进展，长束体征的不对称性，脑桥背盖部结构以及中脑和丘脑较广泛的受累是椎-基底动脉血栓或栓塞可资鉴别的特征。在 MRI 检查中进展性梗死在弥散加权像(DWI)可显示为高信号改变，而在渗透性髓鞘溶解症的最初发现却是在 T_2WI 上显示高信号。

(2)CPM 病程无缓解-复发的多次发作，病灶仅局限于脑桥，病理上无显著的胶质纤维增生，可与多发性硬化鉴别。在急性或慢性复发性 MS 的广泛性脑桥脱髓鞘极少会产生纯脑桥综合征，患者的临床表现和发病背景也会提供正确诊断线索。

(3)CPM 与脑干脑炎的鉴别主要依据明确的感染史,炎症并不局限于脑干,可波及整个中枢神经系统,脑 MRI 检查可见脑弥漫性水肿及脱髓鞘病变,经抗感染、免疫治疗及支持治疗后症状有可能完全恢复。

(4)CPM 病灶无占位效应,可以与脑干肿瘤鉴别。

九、治疗

(1)积极处理原发病,纠正低钠血症应缓慢,慎用高渗盐水,限制液体入量,急性期可用甘露醇、呋塞米等治疗脑水肿。同时用维生素、微量元素及对症处理。

(2)除常规治疗外,可能有效的治疗包括促甲状腺素释放激素、血浆置换、单用激素或联用血浆置换、静脉应用免疫球蛋白。已有报道使用促甲状腺素释放激素治疗有效,可能促甲状腺素释放激素可以增强左旋多巴的作用和增加局部血液供应。早期用大剂量激素冲击或免疫球蛋白治疗[静脉内免疫球蛋白 0.4 g/(kg · d),5 天]有效,机制在于清除髓鞘毒性物质、抗磷脂抗体和促使髓鞘再生。血浆置换以清除髓鞘毒性物质。

(3)纳洛酮治疗:中枢神经系统脱髓鞘时,患者血浆内 β-内啡肽含量增加,体内最强的缩血管肽——内皮素和氧自由基过量合成及释放,体内最强的舒血管肽——降钙素基因相关肽含量降低,这是脑组织继发性损害的重要因素,纳洛酮可拮抗 β-内啡肽毒性作用,降低内皮素及氧自由基,还可改善意识、维持脑灌注及减轻脑水肿。

(4)苯哌啶醋酸甲酯可以有效治疗 CPM 患者的精神症状。

十、预后

尚不能判定。一般认为预后与急性期神经功能缺损程度、影像学关系不大。多数患者病情不断发展,可于数天或数周内死亡,有报道 1/3 的病例于 2 周内死亡,1 个月内病死率为 75%,2 个月内病死率为 90%。部分预后较好,经治疗后很少或没有后遗症。部分患者可遗留严重后遗症,如四肢强直、共济失调、记忆障碍等。

第四节 多发性硬化

多发性硬化(multiple sclerosis,MS)是以中枢神经系统(CNS)白质脱髓鞘病变为特点，遗传易感个体与环境因素共同作用发生的自身免疫性疾病。多种免疫细胞、细胞因子、抗体和补体参与此过程，引起神经轴突髓磷脂及少突胶质细胞破坏和脱髓鞘反应。MS 在英国曾被称为播散性硬化，法国人称为 sclerose en-plaques。MS 发病率较高，呈慢性病程和倾向于年轻人罹患，估计目前世界范围内年轻的 MS 患者约有 100 万人。

CNS 散在分布的多数病灶与病程中的缓解与复发，症状、体征的空间多发性与病程的时间多发性构成了 MS 的主要临床特点。从早期未引起注意的轻微症状进展为特征性症状体征，潜伏期通常为 1～10 年或更长，往往易于贻误诊断。MS 起病时或疾病早期临床症状体征常提示病灶位于 CNS 一个部位，使诊断难以确定，随着疾病复发和病灶沿脑-脊髓轴播散，确诊率可近于 100%。

一、研究史

荷兰伯爵 Jan van Beieren(1421)最早记述了一例可能的 MS 病例，Saint Lidwina van Schiedam(1380－1433)15 岁时摔伤导致右肋骨骨折，引起感染发热，难以行走，伴面部撕裂样疼痛，曾有轻度缓解，之后再次出现行走困难、右臂麻痹、视力减退及可能的面神经麻痹，病情持续进展，直至不能行走，感觉减退，吞咽困难及失明，去世时 53 岁。

18 世纪曾有 2 例很可能的复发-缓解型 MS 患者的详细记录。一例描述见于 Augustus D'Este 公爵(1794－1848)的日记，发病时 28 岁。1822 年岁末他乘车去外地探访一位挚友，不幸的是他的朋友在他到达前不久去世，他万分悲痛。葬礼过后他阅读许多刚送来的信函，突然感觉视物不清，难以分辨细小的物体。然后他去爱尔兰休养，视力很快恢复，症状颇似球后视神经炎，与旅途劳顿和精神过度悲伤有关。后来自发缓解，符合 MS 典型临床特点。后来视力症状又有两次相似的复发，在凸凹不平的石子路上行走不便，下楼梯不自如，肢体发硬，颇似痉挛性截瘫，以后相继出现感觉异常和尿潴留，至 1843 年他必须靠手杖保持身体平衡，1848 年 12 月死前的最后几年都在轮椅上度过。这位公爵曾遍访西欧各国求医，1844 年曾经有一位医师给他诊断为："双下肢截瘫，功能性或器质性"，应该说，这是一个很高明的诊断，因当时常把这组症状误诊为神经梅毒。日记提供了当时对这类疾病的病因认识和治疗方法，1827 年出现复视时，Kissock 医师认为是脾气暴躁、胆汁淤滞所致，曾两次用水蛭在他的太阳穴吸血治疗，各种方式的沐浴也是当时流行的疗法，并先后用牛排、各种酒精饮料、用手拍背、按摩和草药等治疗，也曾用理疗、直流电疗法、温水冲洗腰和骶骨等方法，但均无效。D'Este 公爵的日记翔实生动地记录了他长达 26 年的病史和症状，颇令人信服，使人们有信心做出 MS 的身后诊断。另一例是诗人和作家 Heinrich Heine（1797－1856），35 岁时出现手一过性无力，40 岁时突然双眼失明；46 岁时出现左睑下垂和左面部感觉过敏，49 岁时吞咽困难和构音障碍，病程中先后出现无力、疲劳和复视等症状，他曾用硫磺浴、水蛭、碘混合物和缓泄剂治疗，以及各种饮食及皮肤软膏等，都无效果，最后进展为严重共济失调性截瘫，于 59 岁时逝世。

1824 年医学文献上首次报道 MS 病例，有学者发表关于脊髓疾病的专著，报道一例 20 岁男性患者一过性手部无力，继之出现双腿无力，腿部感觉缺失，伴麻木、笨拙和尿潴留，功能障碍进行性加重，最终进展为严重功能障碍，Ollivier 认为可能继发于感染后脊髓炎。伦敦大学医学院病理解剖学教授 Robert Carswell（1838）出版一本病理学图谱，首次描述 MS 病理，绘制神经疾病患者脑和脊髓图谱，描绘一例瘫痪患者脊髓内新鲜软化灶与陈旧硬化斑两种类型病变，遗憾的是未详细记述患者的临床症状。有人认为法国病理解剖学教授 Jean Cruveilhier（1791－1874）是提出 MS 病理解剖学报告的第一人，他出版一本脊髓疾病的书，同时记录了患者的病理与临床资料，详细描述一例患者中枢神经系统斑块状变性，临床表现失明、瘫痪、严重感觉减退、颤抖、说话含糊，肢体痉挛、协调障碍、走路困难及强哭强笑等。1849 年德国诊断了第一例脊髓硬化，德国病理学家 Valentiner（1856）发表了若干 MS 病例的临床及病理解剖资料，首次指出病情自然缓解是 MS 重要的临床特点，把眼球震颤列为 MS 的重要体征。

法国著名的神经病学家 Charcot（1825－1893）细致地观察他家里的年轻女佣人全部病程，她表现眼震、意向性震颤和吟诗样语言等。Charcot 曾认为她患的是当时较流行的神经梅毒脊髓痨，死后尸体解剖发现脑和脊髓多数硬化斑，于是 Charcot 认为上述体征可作为 MS 的临床诊断标准，但后来临床观察发现，Charcot 三主征并非 MS 的特有症状，仅见于部分 MS 晚期患者。Charcot 一生收集了 34 例 MS 病例，提出 MS 临床诊断标准，首次清晰描述了 MS 病理组织学特点，如髓磷脂缺失、轴突保存、神经胶质纤维增生、脂肪吞噬细胞聚集和小血管壁增厚等，指出先期急性疾病如伤寒、霍乱、天花及精神紧张等与本病有关。

19 世纪后叶有关 MS 的病例记载很少，Seguin 等（1878）发表美国第一份播散性硬化报告，其后 Osler 报告 3 例加拿大蒙特利尔的病例，其中一例患者是曾在巴黎受过训练的内科医师，1843 年他开始出现左腿麻木，随后行走困难，尿潴留，并进行性加重，直至 1867 年死后解剖发现脊髓白质内硬化斑，是 MS 脊髓型。Pierre Marie(1884)出版“播散性硬化与感染性疾病”的专著,第一次提出播散性硬化与感染有关。爱丁堡大学的 James Dawson(1916)首次详细描述光镜下 MS 中枢神经系统病理变化,如髓鞘脱失及小静脉周围炎性细胞浸润等。

1930－1939 年 Rivers TM,Sprunt DH 和 Berry GP 等发现用 CNS 组织分离的狂犬病疫苗免疫实验动物,可出现与急性 MS 病理改变相近的疾病,从而建立 MS 的实验动物模型实验性变态反应性脑脊髓炎(EAE)。纽约 Rockefeller 研究所 Thomas Rivers(1935)指出,通过多次注射无病毒的全髓鞘提取物可引起 EAE,这导致 MS 的自身免疫概念的形成。1943 年首次详细阐明髓鞘的化学成分。

1946 年由 Sylvia Lawry(1915－2001)倡议建立国际多发性硬化组织(NMSS),他的哥哥患 MS,该组织目的是促进研究 MS 的神经病学家交流,募集资金,为 MS 患者提供教育和服务。1947 年建立第一个由 NMSS 授权的 MS 研究机构,由哥伦比亚大学 Elvin Kabat 教授领导,他的研究证明 MS 患者 CSF 中 γ-球蛋白增高,并发展为 CSF 免疫球蛋白检查作为 MS 的诊断指标。1950－1959 年逐渐识别 CNS 髓鞘成分,包括髓鞘碱性蛋白(MBP),发现单独用 MBP 免疫即可导致 EAE,进一步强调感染后自身免疫对 MS 发病的作用。Kurtzke(1960)提出残疾状态量表作为 MS 患者功能障碍的测量指标。George Schumacher(1965)提出 MS 临床诊断标准。1970－1979 年发现免疫抑制疗法成功实现器官移植,肾上腺皮质激素作为治疗 MS 复发的药物已被接受。Rose 等(1970)公布了第一个成功的 MS 临床对照试验,用促肾上腺皮质激素或安慰剂肌内注射治疗 MS 复发患者,治疗组疗效较好,复发持续的时间较短,是 MS 治疗学研究的里程碑。

1978 年 CT 用于临床,1979 年视觉、脑干听觉及体感诱发电位开始应用,1981 年 MRI 应用于临床,都为 MS 的临床诊断提供依据。Paty 等用 MRI 连续追踪观察患者,揭示 MS 患者包括临床缓解期的神经影像学动态变化。1990－1999 年采取针对改变 MS 自然病程的试验治疗及疗效评价,成功地进行了随机、双盲临床试验,改进了临床评估方法,如 Avonex(干扰素-β-1a)被美国 FDA(1996)建议用于复发 MS 的治疗,可减慢功能障碍的进展;FDA(1998)批准 Betaseron(干扰素-β-1b)用于复发-缓解型(R-R)MS 患者,减少复发率和疾病严重程度;1997 年 FDA 建议 Copaxone 用于 RR-MS 治疗,可降低复发率。欧洲和加拿大建议 Rebif 用于 RR-MS,可降低复发,减慢病程进展。欧洲多中心试验(1998)显示 Betaseron 可减慢继发进展型(SP)MS 功能障碍进展。2000 年证明米托蒽醌(Novantrone)可有效地减慢 SP-MS 功能障碍进展,被 FDA 批准用于 MS 治疗。

在过去的一个多世纪中,许多研究者在 MS 研究领域做出了巨大贡献,特别是近 30 年对 MS 的理解更加丰富深入,治疗取得了长足进步,但仍有许多问题有待回答。MS 早期研究史提出了非常有趣的问题:MS 是久已存在直至 19 世纪30 年代才被人们认识的疾病,还是当时出现的一种新的疾病?前一观点证据是 MS 可追溯到 14 世纪,史料中记载生活在当时所谓低地国家的 Lidwina(1380—1433)病情与 MS 临床表现很相似,但后来数百年的文献和史籍中竟没有类似疾病的记录。持后一观点的人认为,从18 世纪末欧洲工业革命至19 世纪前 10 年西方资本主义进入加速发展期,欧洲与远东已建立定期贸易,当时欧洲战事连绵,拿破仑数十万大军远征北非和俄国,动荡的年代和欧亚贸易的发展造成对 MS 潜在易感人群白种人与其他民族人群密切接触的机会。19 世纪中叶 MS 传播到北美可能由于当时大量的欧洲移民,随后 19 世纪末西方国家推行殖民化又将该病传播到世界各地。

二、病因及发病机制

MS 的病因及发病机制迄今不明,目前认为与以下因素有关。

(一)病毒感染与自身免疫反应

流行病学资料提示,MS 与儿童期接触的某种环境因素有关,经过若干年潜伏期后发病,推测这种因素可能是病毒感染,已有大量间接证据支持这一观点,如 MS 患者血清和/或 CSF 出现多种病毒抗体滴度增高,20 世纪 60 年代发现许多 MS 患者血清麻疹病毒抗体水平增高。麻疹病毒是一种嗜神经病毒,作为慢病毒感染可引起致命的亚急性硬化性全脑炎(SSPE),有人认为 MS 是儿童期常见的麻疹病毒感染引起遗传易感个体免疫异常导致的少见后果,但 MS 的地区性分布及不同种族人群发病率差异,与麻疹病毒世界性分布大相径庭。注射含神经组织的狂犬病疫苗可诱发 MS,在 2~4 周内亚急性进展,可见血管周围融合性脱髓鞘病变,提示与自身免疫反应有关。

Koprowski 等(1985)报告 MS 患者 CSF 和血清中反转录病毒,即人类嗜 T 淋巴细胞病毒Ⅰ型(human T-lymphotropic virus type Ⅰ,HTLV-Ⅰ)抗体增高,其后发现人类慢性神经疾病热带痉挛性截瘫(TSP)或称 HTLV-Ⅰ相关脊髓病(HAM)是 HTLV-Ⅰ感染的少见后果。HAM 与 MS 有许多相似之处,组织病理学显示脊髓白质炎症脱髓鞘病变,颇似 MS 脊髓型,但许多实验室均未证实

MS 患者HTLV-Ⅰ病毒或抗体存在。也有人提出 MS 可能是多种病毒打了就跑的机制，但迄今在 MS 患者脑组织中未发现或分离出病毒，用病毒也未能产生 MS 的动物模型。

如病毒感染是引起 MS 发病的最初事件，自身免疫反应可能作为继发机制起作用。支持这一论点的是，MS 与急性播散性脑脊髓炎极相似，后者无疑是一种迟发性自身免疫性疾病。MS 作为自身免疫性疾病的经典实验是用髓鞘素抗原如髓鞘素碱性蛋白(MBP)、含脂质蛋白(PLP)免疫 Lewis 大鼠，可造成 MS 实验动物模型实验性自身免疫性脑脊髓炎(experimental autoimmune encephalomyelitis，EAE)；EAE 可通过 MBP 致敏的细胞系被动转移，将 EAE 大鼠识别 MBP 多肽片段的激活 T 细胞转输给正常大鼠也可引起 EAE。EAE 病理改变与 MS 相似，提示二者可能存在相同的免疫病理机制，证明 MS 是 T 细胞介导的自身免疫性疾病。

人类主要组织相容性复合物(*MHC*)基因编码的蛋白产物 HLA-Ⅱ类分子参与自身识别过程，如白种人 MS 患者与*HLA-DW2* 和-*DR2* 有关。遗传易感个体被特异的未知环境因素触发时，休眠的自身反应性 T 细胞被激活，通过血-脑屏障(BBB)在 CNS 寻找靶抗原，抗原呈递细胞(APC)如巨噬细胞和单个核细胞(MNC)结合靶抗原引起炎症反应。巨噬细胞吞噬髓磷脂由细胞内酶分解，与小神经胶质细胞/类巨噬细胞表达 HLA-Ⅱ类分子共同作用，将抗原呈递给特异性活化的 αβT 细胞。αβT 细胞具有 MBP、PLP 和 MOG 特异性，CSF 出现率是血液中的 30～70 倍，激活的 αβT 细胞释放 γ-干扰素(IFN-γ)，IFN-γ 进一步吸引淋巴细胞和激活巨噬细胞，刺激巨噬细胞产生肿瘤坏死因子-α(TNF-α)、白细胞介素-1(IL-1)、IL-6、白三烯、氧自由基和蛋白溶解酶等，直接或通过损伤少突胶质细胞间接破坏髓磷脂。TNF-α 水平与 MS 患者 BBB 破坏程度成正比，通过损伤血管内皮细胞破坏 BBB，TNF-α 协同 IFN-γ 诱导表达 HLA-Ⅱ类分子，为 APC 呈递更多的抗原，启动炎症反应过程。少突胶质细胞应激和表达热休克蛋白(HSP)，多种不同的淋巴细胞克隆活化，产生肿瘤坏死因子-β(TNF-β)，TNF-β 是一种毒性细胞因子，化学作用近似于 TNF-α。因此，T 淋巴细胞和巨噬细胞有相似的细胞因子介导的细胞毒作用。γβT 细胞是一种细胞毒性 T 细胞，以克隆方式增殖，通过识别表达少突胶质细胞表面 HSP，溶解、破坏少突胶质细胞。

在 T 细胞和巨噬细胞分泌的细胞因子中，IFN-γ 通过吸引其他 T 细胞进入 MS 斑块，激活及强化免疫反应，通过激活巨噬细胞加强免疫反应，诱导巨噬细胞表达 HLA-Ⅱ类分子，巨噬细胞呈递髓磷脂抗原激活 T 细胞；IFN-γ 可刺激巨噬细胞产生 IFN-α，加重髓磷脂损害；IFN-γ 也能加强抗体介导的脱髓鞘，应用 IFN-γ 治疗 MS 患者可使病情恶化。MS 患者病毒感染时，机体抗病毒产生的 IFN-γ 也可使 MS 病情恶化。临床应用重组 IFNβ-1b 能抑制复发或缓解型 MS 患者病情恶化。IFN-β 通过下调 IFN-γ 产生、减少 T 细胞释放细胞因子、抵抗 IFN-γ 的 MHC 源蛋白扩增、抑制 T 细胞增殖和提高抑制性 T 细胞功能发挥作用。IFN-γ 和 IFN-β 起相互拮抗作用。

MS 炎症反应直接损害体磷脂和少突胶质细胞，并引起 BBB 损害。70%以上的 MS 患者 CSF-IgG 指数增高，95%的 MS 患者 CSF 电泳出现 IgG 寡克隆带，表明出现抗特异性抗体。CSF 中 MBP、PLP 和 MOG 抗体增高，还可检出少突胶质细胞抗体及半乳糖脑苷脂抗体；MBP、PLP、髓鞘素结合糖蛋白(MAG)及少突胶质细胞糖蛋白(MOG)特异性抗体分泌细胞也增多。

近年来采用酶联免疫斑技术(enzyme linked immunodspot assay，ELISPOT)可从细胞水平检测各类细胞因子分泌细胞，采用原位杂交技术(ISH)从分子水平检测各种细胞因子的 mRNA 表达。辅助性 T 细胞包括 Th_1 及 Th_2 两类亚群，前者产生白介素 2(IL-2)、IFN-γ 和淋巴毒素，后者产生 IL-4、IL-5、IL-6和 IL-10 等。有证据表明，严重致残患者 IFN-γ 表达细胞数显著增多，Th_1 可使病变加重，显示疾病上调作用；原位杂交研究显示，轻度残疾 TGF-β 表达细胞显著增多，TGF-β 和 IL-10 可使疾病下调，抑制疾病进展，显示细胞因子具有免疫调节效应，影响 MS 的病情进展及预后。

淋巴细胞间、抗体与补体及巨噬细胞间在 MS 发病中有相互协同作用，T 细胞可直接或通过释放细胞因子间接调节多克隆 B 细胞反应，B 细胞通过表达 HLA-Ⅱ类分子和向 T 细胞呈递抗原影响 T 细胞，自身抗体和补体作为调理素可增强巨噬细胞破坏髓鞘和吞噬髓鞘作用，髓鞘的反复破坏与恢复，最终可形成陈旧的脱髓鞘斑块。

分子模拟学说认为，MS 患者感染病毒与 CNS 髓鞘蛋白或少突胶质细胞间可能存在共同抗原，病毒氨基酸序列与髓鞘蛋白组分如 MBP 某段多肽氨基酸序列相同或非常相近，使免疫系统发生错误识别导致对自身抗原的免疫攻击。已发现二者存在较短的同源性多肽，是支持分子模拟学说的重要证据。

总之，MS 的自身免疫性疾病特征：①外周血、CSF 和脑组织中出现数种激活的髓磷脂反应性 T 细胞、B 细胞及自身抗体，选择性破坏髓鞘；②EAE 实验动物模型可重复 MS 的临床，免疫病理及免疫化学特征；③具有自身免疫性疾病 HLA-Ⅱ类分子相关性；④遗传易感个体发生 MS 的病因是儿童晚期短暂易感窗内接触特殊外源性因子;⑤MS女性较男性常见,复发-缓解型是典型自身免疫性疾病的特征。

(二)遗传因素

MS有明显家族倾向,可发生在同一家庭,两同胞可同时罹患,约15%的MS患者有一患病亲属。McAlpine等研究认为,MS患者一级亲属患病危险较一般人群大12~15倍,同卵双胎孪生子女的危险性更大。患者血亲中发生MS风险最高的是兄弟姐妹,发病率最高可达5%,其次为双亲。双胞胎的患病一致率在异卵双生者为5%~15%,同卵双生者可高达50%,均提示遗传素质在MS发病中起重要作用。寻找易感基因始终是研究热点,首先集中于研究影响免疫功能及编码髓鞘蛋白的候选基因,以后进行整个基因组易感基因筛选。

1.人类白细胞抗原(*HLA*)基因

此基因亦称*MHC*基因,在自身识别和免疫反应中起重要作用,是唯一公认与MS易感性相关基因,位于6号染色体短臂上,分为3类,具有高度多态性。不同人种均与一定的HLA表型连锁,MS患者HLA抗原特殊分布说明具有遗传异质性。早在1972年Jersild等报道MS与HLA-Ⅱ类抗原A3、B7有关联,随后报道与HLA-Ⅱ类抗原DW2、DR2有关。因此,很可能存在MS易感基因,位于或靠近*DR2*基因,它可能是几个世纪前由某一北欧人基因突变而来。目前公认MS与易感基因组成的*HLA-DR-DQ*单倍体型有关。该单倍体属细胞分型的HLA-DW2,血清型为DR2,DR15,基因型为*DRB1 * 1501*,*DQA1 * 0102*,*DQB1 * 0602*。这种易感基因关联现象在欧洲、北美表现最强,其他种族如美国黑人,南非有色人种、希腊、伊朗人也可观察到,阿拉伯、撒丁岛的MS与DR4有关联,日本、墨西哥的MS与DR6相关联。估计*HLA*基因在整个MS易感性中所起作用约为10%。个体携带基因不仅影响MS易感性,也可影响疾病性质,如携带HLA-DR2的白种人可患严重进展型MS。中国、日本和菲律宾等东方人MS易侵犯视神经和脊髓,大脑常可幸免,表现急性型,病情较重。

2.T细胞受体基因

T细胞受体(T cell receptor,*TCR*)基因是*MS*另一研究最广泛基因。*HLA*基因在MS形成中有重要意义,作为接受MHC呈递抗原的配对物*TCR*基因自然也应是自身免疫易感基因。*TCR*基因包括成对的α、β链和γ、δ链基因。γ、δ链基因位于14号染色体,β、γ链位于7号染色体。Martell等(1987年)首先报道了MS与*TCR*基因相关联,但许多研究显示*TCR*基因多态性与MS形成无关。

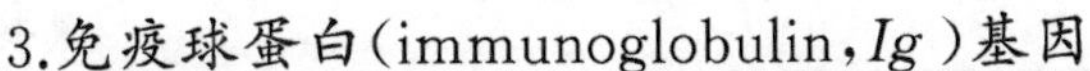

3.免疫球蛋白(immunoglobulin,*Ig*)基因

MS鞘内异常Ig很常见,促使人们研究*Ig*基因在MS的作用。Ig重链基因簇位于14号染色体长臂,近期人们应用分子生物学方法对Ig重链不同区域进行研究,Walter发现MS与重链可变区多态性相关联,但未发现这一位点的连锁关系,认为Ig可变区基因在MS中有作用,但非常微弱,以至于不能用连锁方法检测出来;Hillert关于Ig稳定区、连接区的研究则未发现任何连锁关系。

4.髓鞘碱性蛋白(myelin basic protein,*MBP*)基因

作为实验性自身免疫性脑脊髓炎的主要自身抗原,*MBP*基因是*MS*易感基因研究的另一目标。人类*MBP*基因位于18号染色体,含7个外显子,距MBP5起始部位1 kb处存在三核苷酸重复多态性。Boylan等(1990)报道MS与这一重复序列长度有关,芬兰一研究组(1992)也有类似发现。

5.其他候选基因

细胞因子是免疫调节中的多功能蛋白,在MS脑部病灶可见IFN-γ、IL-2和TNF-α等的表达。在编码*IL-2*、*IL-4*、*IL-10*、*IFN-γ*、*TNF-α*、$TGF\text{-}\beta_2$,*IL4-R*等细胞因子基因及受体多态性研究中,多数与MS无连锁和关联,其他候选基因如*TAP*、TAP_2、LMP_2、LMP_7、*MAG*、*MOG*、*PLP*等基因多态性也未见阳性结果。

6.基因组筛选

上述研究目标均为候选基因,但选择与免疫系统相关基因研究,可能疏漏MS易感基因。应用高度多态性微卫星标志对整个基因组进行易感基因筛选,迄今为止已有英国、加拿大、美国和芬兰的研究小组分别完成4篇报告,这些研究比较见表6-1。遗憾的是4个小组筛选结果仅HLA及5p12-14区有共同发现,其他结果不完全一致,使人们意识到MS异质性。目前研究显示,可能由多数弱作用基因相互作用决定MS发病风险。

表6-1　基因组筛选研究之比较

	英国	加拿大	美国	芬兰
家系数	227	175	75	21
研究人数	769	825	643	191
初选同胞对数	143	100	81	35
基因组标志数	311	257	443	328
统计学方法	连锁分析	连锁分析	连锁分析	连锁分析

续表

	英国	加拿大	美国	芬兰
值得深入研究的染色体区域	1p/cen、2ce、3p/cen、4q、5cen、6p/q、7p、11p、12p、14q、17p/q、19q、20p、21p、22q、Xcen	1p、2p/q、3p/q、4p/q、5p/q、6q、7p/q、10q、11q、14q、15q、16q、18p/q、9q、Xp/q	2p、3q、4q、5q、6p、6q、7q、9p、9q、10q、11p、12q、13q、16p、18p、19q	2q、3q、4cen、5p、6p、10q、11tel、17q、18tel、19tel

(三)环境因素

高纬度寒冷地区 MS 发病率高，生活环境、生活方式、食物和毒素等对 MS 发病及复发也起作用。北欧和加拿大研究表明，乡村居民患 MS 风险高于城市居民；英国调查显示，MS 在社会经济地位高的群体中比地位低的群体更为常见，它与贫穷或社会地位低下并无联系。外科手术、麻醉、接触宠物、牙齿填充物银汞合金中的汞等可能与 MS 有关，但无可靠证据。

三、流行病学

MS 呈全球性分布，各地发病率不同，估计目前全球 MS 年轻患者约有 100 万人。

(1)MS 发病率与纬度有密切关系，根据 20 个国家 40 多份流行病学报告，MS 患病率随纬度增加，南北半球皆然。离赤道愈远，发病率愈高。Kurtzke 按发病率将全球划分为高发区、中等发病区和低发区。高发区(患病率 30/10 万或更高)包括美国北部、加拿大、冰岛、英国、北欧，西欧、以色列、俄罗斯东部，澳洲南部及塔斯马尼亚岛和南新西兰，美国北部，加拿大和北欧患病率为(30～80)/10 万，奥克尼岛和苏格兰北部是异常高发区，达 300/10 万，斯堪的纳维亚半岛和瑞士也有这样的高发区，高于该纬度预期患病率2～3 倍；中等发病区[患病率(6～29)/10 万]纬度多低于 40°，包括美国南部、南欧、南非、澳大利亚北部、地中海盆地南部、俄罗斯西伯利亚以西部分、乌克兰、南美洲及部分拉丁美洲；低发区(患病率 5/10 万或更低)包括亚洲和非洲大多数国家及南美洲北部，赤道地区发病率小于 1/10 万。1988 年 Poser 根据 MS 与 HLA 相关研究及地理分布特点，提出 MS 可能起源于北欧 Viking 人种。

(2)移民流行病学资料表明，15 岁以后从 MS 高发病区移民至低发病区人群发病率仍高，15 岁以前移民发病率降低，说明从 MS 高发区到低发区移民至少部分携带本国的发病风险，尽管发病在移民 20 年之后才变得明显，在南非和以色

列都可以见到这种情况。Dean 测定南非本地白种人发病率为(3～11)/10 万,从北欧移民者发病率约为 50/10 万,仅略低于北欧本地居民。Alter 等发现,在以色列出生的欧洲移民后裔发生 MS 风险很低,与本地出生以色列人相似,近期移民者中,每一国家移民群体发病率均接近于出生地发病率。因此,普遍认为移民关键年龄约为15 岁,15 岁以前从北欧移居南非的移民较成年以后移居者 MS 患病率低,也就是说,15 岁以前移入移民,要承担移入地区的风险,15 岁以后移出流行地区或高危地区移民,仍保持出生地风险。这一结果有力地提示,15 岁以前与一个共同的环境因素接触可能在 MS 发病中起重要作用,然而此阶段并未发病,经较长潜伏期后才显示临床症状。以色列半数以上人口由移民构成,是进行移民流行病学研究的理想国家,它位于北纬 32°,应类似美国南部各州 MS 相对低发病区,来自高危区北欧移民及低危区亚非国家移民几乎各半。尽管北欧移民 MS 发病风险明显大于亚非移民,但在当地出生子女患病风险却介于父辈高风险与当地低风险之间。有人发现由低危区向高危区移民似乎患 MS 呈增加趋势,如英国、法国、荷兰在亚洲和非洲殖民地向本土移民属这种情形。

Kurtzke 和 Hyllested(1986)报告位于北大西洋苏格兰北部法罗(Faroe)岛 MS 发病率流行病学调查结果,1940 年前该岛无 MS 病例,1946 年,1957 年和 1969 年出现 3 次 MS 发病高峰。调查显示,二战期间数千名英国士兵上岛可能是与该事件唯一有关的原因,可能某种感染因子或潜伏病毒战时传人该岛青春期人群,毒力较低使疾病传播较慢。

夫妻罹患 MS 很少,可能因夫妻早年并未共同暴露于 MS 风险因素之中。为验证这一假说,Schapira 等在有 2 个以上患者家庭成员中确定共同暴露或共同居住的时间,计算出共同暴露的平均年龄为 14 岁,潜伏期约 21 年,与移民研究数据基本相同。

总之,流行病学研究显示,作为患病危险因素,出生地较以后居住地更重要。MS 与其说与某地区特殊种族人群有关,不如说是与特殊地区有关,强调环境因素在发病的重要性,也提示 MS 直接病因可能在环境因素中被发现。

(3)MS 发病期为 10～60 岁,约 2/3 病例发病于 20～40 岁,高峰年龄 22 岁,其余是 20 岁前起病,少数为成年晚期(60 岁前后)发病,但 15 岁前和 55 岁后发病较少。尸检结果提示,MS 实际发病率可能高于统计数字 3 倍。女性患 MS 较男性高 2～3 倍,女性平均起病年龄＜30 岁,男性略晚,原因不清。儿童发病率很低,10 岁前发病仅占所有病例的 0.3%～0.4%,但也有 2 岁典型 MS 病例报道。Hausers 等分析3 例儿童期病例发现,儿童与成人病例表现型并无差异,发病风险随年龄增长，约30岁达到高峰，40岁前居高不下，约50岁降低。有人指出，MS具有单峰型年龄发作曲线，与许多传染性疾病年龄特异性发作曲线相似。

(4)MS与不同种族基因易感性有关，MS主要侵犯白种人和欧洲人定居地方。流行病学资料显示，某些民族如因纽特人，西伯利亚的雅库特人、非洲的班图人及吉卜赛人根本不患MS。生活在北美和南美的日本人、中国人、马耳他人和未混血印度人MS患病率很低，约少于当地白种人群的1/10。生活在夏威夷和美国大陆的第一代日本和中国移民仍表现如他们出生国的低MS发病率，美国黑人与白人混血儿呈现介于二者间的发病率。MS在某些近亲结婚白种人如加拿大胡特瑞特人几乎不存在。

目前，我国尚无完备的MS流行病学资料，1949年前国内无MS病例报告，尽管后来在北京协和医院1926年病案中发现有典型MS临床经过及症状、体征描述。20世纪60年代中期前也普遍认为MS在我国罕见，至70年代后期随着医师对MS认识逐渐提高，病例报道愈见增多，MS在我国并非少见疾病，估计我国与日本相似，属低发病区。

四、病理

尸检可见MS脑和脊髓萎缩，脑沟增宽，脑室扩大，脑和脊髓冠状切面可见较多分散的脱髓鞘病灶，呈粉灰色轻微凹陷，大小不一，直径1～20 mm，最大可达整个脑叶白质，形态各异。多数斑块发生在脑室旁白质或灰白质交界处，约40%出现于脑室周围白质，中脑、脑桥和延髓等处，小脑齿状核周围、脊髓、视神经和胼胝体亦相当常见。小静脉周围常有大量炎症细胞，如T细胞、浆细胞、大单核细胞和巨噬细胞等浸润，急性期可见软脑膜轻度充血和脑水肿，弥漫性炎症反应也受累及脑脊膜，蛛网膜下腔可见巨噬细胞、淋巴细胞和浆细胞等。长期病程的严重病例可见软脑膜增厚，局限性或广泛性脑萎缩等。急性期脊髓病变可见节段性肿胀、脱髓鞘，长期病程慢性期可见脊髓节段性萎缩变细。视神经、视交叉和视束切面可见局灶性肿胀或萎缩硬化斑，脊髓以颈段病损多见，切面可见灰白质病灶境界不清。

颈髓斑块数是颈体以下斑块数的2倍，典型斑块呈扇形，位于脊髓侧索可引起下肢无力，可能是MS患者出现疲乏症状的原因。锥体束损害引起痉挛，后索和脊髓丘脑束斑块引起针刺样感觉异常和麻木，Lhermitte征是颈体斑块脱髓鞘纤维机械变形的结果。我国MS病理表现坏死灶较多见，仅少数病例表现如欧美病例的典型硬化斑。同一患者脑组织斑块外观、大小及新旧程度不同。急性期新鲜斑块境界不清，呈暗灰色或粉色、质软，斑块生长方式是自斑块边缘指样延伸生长或相邻损害融合，可见局限性轻度肿胀。长期病程陈旧性斑块境界清楚，呈浅灰色半透明，较坚硬，可见局限性脑萎缩和脑室扩张。

髓磷脂和少突胶质细胞破坏后遗留完整而裸露的轴突，脱髓鞘早期形成髓磷脂间囊泡，使髓磷脂分为层状结构，斑块外围异常薄的髓质称为影斑，为髓鞘再生区，是 MS 特征性表现。影斑含形态一致的薄髓磷脂，Ranvier 结间长度较正常髓鞘短，是髓鞘再生神经纤维的特性。髓鞘再生是早期活动性 MS 病灶的显著标志，可能由于少突胶质细胞不是损害的最初靶子，甚至在高度破坏性损害的急性 MS 仍保存许多可快速诱导髓鞘再生的少突胶质细胞，MS 晚期少突胶质细胞广泛破坏，故影斑少见。任何新出现的少突胶质细胞都来源于干细胞库，是造血干细胞移植治疗 MS 的理论基础。同一区域复发性脱髓鞘和少突胶质细胞破坏最终不仅耗竭了发病前存在的少突胶质细胞，且耗竭了干细胞库，可能是疾病晚期无髓鞘再生的原因。星形胶质细胞充填于脱髓鞘缺损部位，出现胶质增生和硬化。

MS 斑块分为炎症(活动)性或脱髓鞘斑块和休眠(静止)性斑块。前者表现脱髓鞘及少突胶质细胞丧失，静脉周围炎性巨噬细胞和 T 细胞浸润，BBB 破坏加重；后者表现脱髓鞘而无降解产物，不同程度的炎性细胞浸润，轻到中度 BBB 破坏，斑块胶质形成。施万细胞形成周围神经髓鞘，少突胶质细胞形成 CNS 髓鞘，但 MS 脊髓型常含 Schwann 细胞形成的髓鞘再生，导致 CNS 出现周围型髓磷脂形成。

综上所述，早期、晚期和急性(Marburg 型)MS 斑块的病理学区别如下。①早期 MS：广泛脱髓鞘及髓鞘再生(影斑)，轴索大多保留，少突胶质细胞数相对正常，血管周围炎，浆细胞较少；②晚期 MS：脱髓鞘，少突胶质细胞显著减少，髓鞘再生稀疏，轴索密度减低，炎症反应不明显，浆细胞较多，形成神经胶质瘢痕；③急性 MS：斑块呈强炎性反应，广泛髓鞘破坏和轴索丧失，浆细胞较少，少突胶质细胞、星形胶质细胞变性。

MS 可见无症状性斑块，MRI 追踪扫描发现，数月后无症状性斑块体积增加尔后减小，无症状可能由于发生在临床静区，大脑半球斑块常见；神经系统可塑性，当一种神经通道破坏时，另一神经通道表现相同功能；慢性斑块出现有效的冲动传导。

总之，CNS 炎症性脱髓鞘是 MS 临床表现的病理基础。MS 早期髓鞘再生明显，但并不意味功能改善，因新生髓鞘存在生理学异常；尽管如此，髓鞘再生仍是临床症状缓解的一个原因，髓鞘再生不会导致进展型 MS。抑制炎症反应及增加少突胶质细胞的髓鞘再生能力是治疗的基本原则。

五、临床表现

（一）病程

MS 多为慢性病程，半数以上的病例病程中有复发-缓解，我国 MS 患者多为急性或亚急性起病，复发时也可为急性或亚急性，可复发数次或 10 余次，缓解期可长可短，最长可达 20 年，每次复发通常都残留部分症状和体征，逐渐积累使病情加重；少数病例呈阶梯式进展，无缓解而逐渐加重。McAlpine 等（1972）分析 219 例 MS 患者的起病方式，约 20％的病例在数分钟发病，20％在数小时，30％在一至数天，20％在数周至数月内完全形成疾病，其余 10％在数月或数年内症状隐袭出现，呈较长稳定期或间断性进展，多见于 40 岁以上患者。传统观点认为，MS 多在年轻人健康状态极佳时患病，实际上病史中常可追溯到患者在发生神经症状前数周或数月已有疲劳、精力缺乏，体重减轻、肌肉和关节隐痛等。感冒、发热、感染、败血症、外伤、外科手术、拔牙、妊娠、分娩、过劳、精神紧张、药物过敏和寒冷等可诱发或引起复发，但最新研究认为，妊娠期病情通常不恶化，反而减轻，产后 3 个月病情恶化增加。

（二）神经系统受累

约半数患者以肢体无力、麻木或二者并存为首发症状起病，可表现一侧或双侧下肢拖曳或控制不良，以至痉挛性或共济失调性轻截瘫、腱反射亢进、腹壁反射消失及病理反射阳性。可有不同程度深、浅感觉缺失，肢端针刺感及围绕躯干或肢体的束带感，可能为脊髓后索受累。可出现 Lhermitte 征，常主诉下背部有令人痛苦的钝痛，与 MS 病灶的关系不确定；定位不明确的烧灼痛及一个肢体或躯干某部位根性撕裂痛不常见，可能脱髓鞘病侵及神经根所致，可为首发症状或见于任何时期。球后视神经炎及横贯性脊髓炎常为 MS 典型发作症状，常是确诊病例的特征性表现，但也可见于其他疾病，在一段时间内可为推测性诊断。我国统计 MS 首发症状多为肢体力弱、单眼或双眼视力减退及失明、感觉异常、肢体疼痛或麻木、复视、共济失调、智能或情绪改变等。国外 MS 首发症状依次为走路不稳、复视、眩晕和排尿障碍，偏瘫、面瘫、耳聋及三叉神经痛及其他发作性症状仅见于少数病例。缓慢进展的颈脊髓病常见于老年妇女，早期表现下肢无力和共济失调，与颈椎病难以鉴别；MS 以眼球震颤和共济失调起病并不少见，

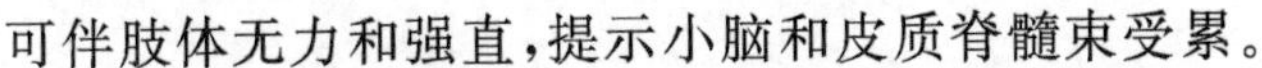

可伴肢体无力和强直，提示小脑和皮质脊髓束受累。

（三）症状、体征

有一句有意义的“格言”：“MS患者有一条腿的症状，却可能有两条腿的体征”。患者主诉一侧下肢无力、共济失调、麻木和针刺感，但查体可能发现双侧皮质脊髓束病损或Babinski征以及双侧后索病损。约半数患者表现视神经、脑干、小脑和脊髓受累，为混合型，30%～40%的患者表现脊髓型，出现不同程度痉挛性共济失调和肢体远端深感觉障碍；混合型加脊髓型至少占80%。不论哪种类型，不对称性痉挛性轻截瘫都是进行性MS最常见表现。病变主要累及小脑或脑桥，延髓仅约5%，黑蒙型发病率与之相似。MS典型症状、体征如下。

1.肢体瘫痪

最多见，国外发生率为83%。开始多为下肢无力、疲劳及沉重感，继而变为痉挛性截瘫、四肢瘫，亦有偏瘫、单瘫，伴腹壁反射消失、腱反射亢进和病理反射。

2.视力障碍

视力障碍约46%，多从一侧开始，隔一段时间侵犯另一侧，亦可在短时间内两眼先后受累，常伴眼球疼痛。多数病例发生较急，有缓解-复发。早期眼底无改变，后期可见视神经萎缩和球后视神经炎，视神经炎引起视敏度损害和眼球疼痛，可出现双颞侧偏盲、同向性偏盲等。多数患者视力可于数周后开始改善，约50%的病例可遗留颞侧视盘苍白，但患者可不觉察有视力障碍。

3.眼球震颤及眼肌麻痹

约半数病例可出现眼球震颤及眼肌麻痹，水平性多见，可有水平加垂直、水平加旋转及垂直加旋转等，病变位于脑桥前庭神经核、小脑及联系纤维。约1/3的病例出现眼肌麻痹及复视，多因侵及内侧纵束，导致核间性眼肌麻痹，眼球同向运动联系纤维内侧纵束病损可引起凝视麻痹，特征是侧视时对侧眼球内收不全，同侧眼球外展伴粗大震颤；MS多表现双侧病损，年轻患者出现双侧核间性眼肌麻痹应高度怀疑MS。有时可出现一个半综合征，是脑桥被盖部病变引起一侧脑桥旁正中网状结构(PPRF)，即眼球同向运动的皮质下中枢受损造成向病灶侧凝视麻痹，使同侧眼球不能外展，对侧眼球不能内收，若病变同时累及对侧已交叉过来的支配同侧动眼神经核的内侧纵束，则同侧眼球也不能内收，仅对侧眼球可以外展，一个半综合征最常见的病因是脑干脱髓鞘或腔隙性梗死。眼震和核间性眼肌麻痹是高度提示MS的两个体征，若二者同时并存可指示脑干病灶，需高度怀疑MS的可能。核上性联系中断也可引起凝视麻痹，动眼、外展神经的髓内路径受累可出现个别眼肌麻痹，以展神经最多，动眼神经次之。

4.其他脑神经受损

面神经瘫多为中枢性,病灶在大脑半球白质或皮质脑干束,少数为周围性,病灶在脑干;脑桥病变可出现耳聋、耳鸣、简单幻听(因迷路联系受累)、眩晕和呕吐(前庭联系受累),以及咬肌力弱;延髓病变,或小脑病变引起咽部肌肉共济失调可出现构音障碍、吞咽困难;舌肌瘫痪而无舌肌萎缩和纤颤为大脑或皮质脑干束病变所致。严重病例可见上述脑干症状的集合,并伴四肢轻瘫及小脑性共济失调等。

5.感觉障碍

见于半数以上病例,可为疼痛、感觉异常等主观症状,痛温觉减退或缺失、深感觉障碍及 Romberg 征,以及节段性及传导束性感觉障碍,肢体多见而面部少见,是病变累及脊髓、脑干和大脑感觉传导路或脊髓后根纤维的节段性装置所致。

6.共济失调

出现率约 50%。表现断续性言语、意向性震颤、共济失调步态及躯干节律性不稳等,病变位于小脑及其联系纤维;严重者轻微移动躯干或肢体可引发强烈不能控制的共济失调性震颤,病灶可能位于中脑被盖,并侵及齿状核-红核-丘脑束及邻近结构。Charcot 三主征(眼球震颤、意向震颤、吟诗样或断续样语言)只见于部分 MS 晚期患者。小脑性共济失调可与感觉性共济失调并发,或小脑受累为主,或深感觉障碍为主,后者为累及脊髓后索或脑干内侧丘系。

7.发作性神经症状

发作性神经症状是 MS 较少见的特征性表现,疾病复发和缓解期均可出现,极少为首发症状,个别患者倾向于固定模式。卡马西平通常对控制症状十分有效。①最常见发作性神经症状是构音障碍、共济失调、单肢痛性发作及感觉迟钝、多发性面肌痉挛、闪光、阵发性瘙痒和强直性发作等,持续数秒或数分钟,有时一天之内可反复发作;可表现手、腕和肘部屈曲性肌张力障碍性痉挛,伴下肢伸直,感觉刺激等,过度换气可以诱发。②Lhermitter 征:部分患者表现颈部过度前屈时自颈部出现一种异常针刺样、串电样不适感,并沿肩背部或脊柱向下放散,可传导至大腿前侧或直达足部和小腿,是颈髓受累征象;Lhermitte 征更像是一个症状,而不是体征,仅在少数 MS 患者出现,并非 MS 特有,也见于其他颈髓病变;Babinski 首先在一例颈髓外伤病例描述,Lhermitte 注意到该征可见于 MS,可能是脱髓鞘轴突对牵张或受压敏感性增高表现。③痛性强直性痉挛发作是发生于四肢的放射性异常疼痛及强直性痉挛,可因手指运动或刺激诱发,数十秒消失，在MS患者常可与Lhermitte征并存。④发生于年轻人短暂性面部感觉缺失或三叉神经痛常提示MS，是三叉神经髓鞘及髓内纤维受累，归因于病灶内相邻脱髓鞘轴突间神经元接触传递或“对话”。⑤2%～3%的MS患者病程中有一次或反复癫痫发作，是邻近皮质的白质病灶所致。⑥严重而短暂的疲劳是MS另一特殊症状，发热或疾病活动时更易发生。这些短暂性症状可突然出现，数天、数周或更长时间内频繁再发，然后可完全缓解，体现了复发的短暂性表现，很难确定是否代表一次恶化或出现一个新病灶；Thygessen对60例MS患者105次恶化的分析提示，新症状仅占19%，其余仅是旧症状的一次再现。

8.精神障碍

MS患者可面对自己明显的神经功能缺陷而表现欣快、兴奋的不适当反应，Charcot称之为“愚蠢的漠然”，Vulpian称为“病态的乐观”。患者常可伴脑损害其他体征，某些病例是假性延髓性麻痹综合征的一部分，如强哭强笑等。多数病例表现抑郁、易怒和脾气暴躁，或淡漠、嗜睡、反应迟钝、重复语言、猜疑和迫害妄想等。疾病晚期也可规律地发生精神混乱状态，复发期的情感障碍发生率明显增高。

9.认知功能障碍

约半数MS患者可出现认知功能障碍，通常表现为保持性记忆丧失、近记忆障碍、持久注意力损害和智能低下等，实际上是完全性痴呆的表现。认知损伤与皮质下痴呆表现一致，晚期常以明显意志缺失的额叶综合征为特征。

10.自主神经功能障碍

自主神经功能障碍如尿流不畅、尿急，尿频和尿失禁等，提示脊髓受累，侵及骶髓而发生尿潴留者较少见。男性患者常可合并阳痿，如不特殊问及，患者可能不主动叙述而被遗漏。MS患者也可发生半身多汗和流涎等。

由于MS病灶散在多发，中枢神经系统不同部位病变组合构成其临床症状谱。某些症状体征在MS罕见，如失语症、偏盲、锥体外系运动障碍、严重肌萎缩和肌束颤动等，出现这些症状体征常提示可能不是MS。

(四)罕见症状

有些患者以罕见症状及非常规方式起病，导致诊断困难，具体如下。

(1)年轻患者出现典型三叉神经痛，可为双侧性，其后出现面部感觉缺失或其他体征而确诊MS。

(2)有些患者出现臂痛、胸痛或腰骶部疼痛，是痛觉传导路病变刺激所致，常使诊断困难，直至发现新病灶才确诊。

(3)起病较急的右侧偏瘫和失语,易误诊为脑卒中,当出现脑和脊髓的其他症状和体征才得以确诊。

(4)有些患者表现缓慢进展的偏瘫,颇似脑胶质瘤。

(5)MS 患者可于复发期发生昏迷,最后常导致死亡。

(6)可在长期病程中仅表现反复非致残性脊髓型发作。

(7)有的患者以精神错乱伴嗜睡为首发症状,其后病情复发,出现小脑和脊髓症状。

(8)可表现缓慢智力减退伴缓慢进展的轻度小脑性共济失调。

(9)可以迅速进展的上行性下肢瘫痪起病,伴尿便障碍和骶部剧痛,反射消失,颇似脊髓病变,2 年后症状缓解,可重新行走。

(10)晚发型于 50～60 岁起病,症状和体征完全符合 MS 临床诊断标准,一些病例表现如缓慢进展的颈髓病。

本病临床症状体征多样性取决于不同部位脱髓鞘病灶及病变程度,临床常见下肢轻截瘫、感觉异常、视力障碍、复视、眼震、构音障碍、意向性震颤、共济失调、深感觉障碍、膀胱功能障碍和情感反应异常等。MS 病变的空间多发性(散在分布于 CNS 的多数病灶)及时间多发性(病程中复发-缓解)构成其症状、体征及临床经过的主要特点。

六、MS 变异型

MS 变异型包括急性多发性硬化、MS 合并周围神经病、视神经脊髓炎和 Schilder 弥漫性硬化等。

(一)急性多发性硬化

急性多发性硬化是针对慢性缓解-复发型 MS 而言。Marburg(1906)报告一例急性 MS,故该型也称 Marburg 变异型。以往曾有人认为急性 MS 短暂的病程与急性播散性脑脊髓炎(ADEM)迁延型一致,后者是一种急性单相性疾病,可持续 4～8 周,但目前多认为二者并不完全相同。急性 MS 大体病理可见 MS 典型斑块,组织学显示许多同期斑块,静脉周围脱髓鞘区融合较明显,少数病灶形成空洞,较典型 MS 和 ADEM 的病损严重。

临床表现:①极少数急性 MS 患者表现高度恶化型,突然起病,表现大脑、脑干和脊髓症状,数周内患者呈现昏睡、昏迷及去大脑状态,伴脑神经受损,通常为无任何缓解的单向进行性病程,发病后数月内死亡;国外学者曾描述急性致死型 MS 病例,可在发病数周至 2 个月死亡,病前未患过疹病,无预防接种史,通常脑脊液细胞反应明显，有些儿童及青少年急性MS病例是非致命的，也有些患者数月后意外痊愈。②有些患者出现复发，其后呈典型MS临床过程，但可有急性恶化的相似发作，复发多见于发病第一年和中年患者。诊断根据患者临床表现，脑和脊髓MRI显示多发的T_2WI高信号，有增强效应，CSF通常寡克隆带缺如，淋巴细胞中度增多，确诊需病理证实。应与脑血管炎性病变鉴别。多数急性MS患者对静脉注射大剂量皮质类固醇反应良好，但有些患者反应不良，甚至病情恶化。Kanter等报道血浆交换可使病情迅速改善，ADEM也有同样疗效，但多数急性脊髓炎对此治疗无反应。

(二)MS合并周围神经病

MS患者可合并多发性神经病或多发性单神经病，可因脊髓及周围神经同时发生自身免疫性脱髓鞘病变所致，后者可表现为慢性炎症性多发性神经病，根性或周围神经运动和感觉症状可由侵及神经根进入脊髓区或离开腹侧白质纤维脱髓鞘而引起。

七、临床分型

(一)按病程分型

MS可分为以下5型，该分型与MS治疗决策有关(表6-2)。

表6-2　MS与治疗决策有关的临床病程分型

病程分型	临床表现
复发-缓解(R-R)型MS	临床最常见，约占85%，疾病早期出现多次复发和缓解，可急性发病或病情恶化，之后可恢复，两次复发间病情无进展
继发进展(SP)型MS	R-R型患者经过一段时间可转为此型，患病25年后80%的患者转为此型，病情进行性加重不再缓解，伴或不伴急性复发
原发进展型MS	约占10%，起病年龄偏大(40～60岁)，发病后轻偏瘫或轻截瘫在相当长时间内缓慢进展，发病后神经功能障碍逐渐进展，出现小脑或脑干症状，MRI显示造影剂钆增强病灶较继发进展型少，CSF炎性改变较少
进展复发型MS	临床罕见，在原发进展型病程基础上同时伴急性复发
良性型MS	约占10%，病程呈现自发缓解

(二)按临床表现分型

1.急性型

起病急，发热；组织病理学显示多数同期斑块和小静脉周围脱髓鞘区融合；

少数重症患者出现昏睡、昏迷或去大脑状态，伴脑神经和皮质脊髓束受损，常在数周至数月内死亡，部分患者可恢复，转变为缓解-复发型。

2.发作型

最常见共济失调和构音障碍，还可见肢体强直、感觉异常、运动障碍和复视等发作，有时每天可发作数次。

3.肿瘤型

较少见，常见于儿童及年轻人，患者表现头痛、癫痫发作、失语、局灶性运动和感觉障碍以及颅内压增高症状和体征。最初 MRI 表现支持原发性脑瘤，MRI 典型表现为单发的中至大的 T_2WI 高信号脱髓鞘病灶，急性期显示环状增强，通常需立体定向或开颅活检才能确诊。

4.良性型

隐袭起病或短暂发作后永久缓解，无神经系统体征，仅于 MRI 检查或尸检时发现。

(三)按病变部位分型

1.脊髓型

亚洲及我国多见，急性、慢性或暴发性起病，表现完全或不完全性中枢性截瘫、四肢瘫或脊髓半离断，呈横贯性或节段性感觉障碍、疼痛、麻木及束带感，可有 Lhermitte 征、痛性强直性痉挛发作、尿便及性功能障碍等。

2.脑干或脑干小脑型

表现周围性或中枢性面瘫，三叉神经痛、眩晕、耳聋及眼球震颤，少数患者出现复视、眼外肌麻痹、核间性眼肌麻痹和吞咽困难等；可有小脑性共济失调，Charcot 三主征。

3.大脑半球型

较少见，表现精神症状或智能障碍，如欣快，抑郁、人格改变、精神错乱和强哭强笑等，少数出现癫痫发作，单瘫、偏瘫，失语和皮质盲等。

八、辅助检查

(一)脑脊液检查

尽管近年来神经影像学技术如 CT、MRI 及诱发电位等取得长足进步，为 MS 临床诊断提供了有力手段，但 CSF 检查在 MS 临床及研究方面的重要性仍是其他方法无法取代的。

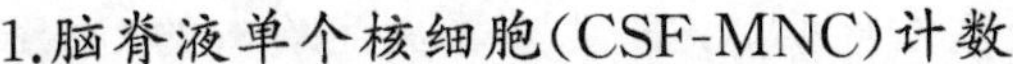

1.脑脊液单个核细胞(CSF-MNC)计数

患者CSF-MNC数正常或轻度增高,一般在15×10^6/L以内。约1/3 MS患者,尤其急性起病或恶化病例可有轻到中度CSF-MNC增多,通常不超过50×10^6/L,超过此值应考虑其他疾病。脑干严重脱髓鞘时可达到或超过100×10^6/L,暴发型病例多形核白细胞比例较大,CSF细胞增多是衡量疾病活动的唯一指标。

2.检测IgG鞘内合成

(1)CSF-IgG指数:约40%的MS患者CSF总蛋白含量轻度增高,超过1.0 g/L者罕见,可考虑其他疾病。约2/3的MS患者IgG比例增高,超过总蛋白12%;70%以上患者CSF-IgG指数增高。CSF-IgG指数表示:(CSF-IgG/S-IgG)/(CSF-Alb/S-Alb)[S代表血清,Alb代表清蛋白]。IgG指数,0.7提示CNS内IgG合成。测定这组指标也可计算CNS 24小时IgG合成率,其意义与IgG指数相似。IgM测定也有一定意义,但因含量微、检测困难及阳性率低,诊断价值有限。

(2)寡克隆带(oligoclonal bands,OB):已证明MS患者CSF-IgG增高是CNS内合成,在琼脂糖凝胶电泳中表现异常分离的区带寡克隆IgG带,是MS CSF常规诊断方法和重要免疫学指标。通过琼脂糖等电聚焦和免疫印迹技术,双抗体过氧化物酶标记及亲和素-生物素放大系统,可使OB阳性检出率达到95%以上。

OB检测须CSF与血清并行检查,如CSF和血清同时出现类似区带并不提示鞘内IgG合成,只有CSF存在而血浆缺如才是寡克隆区带。需强调的是CSF寡克隆区带并非MS特异性改变,在Lyme病,神经梅毒、亚急性硬化性全脑炎(SSPE)、人类免疫缺陷病毒(HIV)感染和多种结缔组织病患者的CSF中也可检出,因此,诊断需密切结合临床,对结果解释也须慎重,MS临床上与这疾病不难区别。检出CSF-OB对诊断早期或非典型MS更有帮助,Moulin等认为,MS首次发作即出现CSF-OB可能预示慢性复发性MS。目前,CSF-IgG指数和CSF-OB测定是MS最可靠的实验诊断方法。

3.放射免疫分析

放射免疫分析(RIA)证明,许多急性期MS患者CSF含高水平MBP,慢性进行性MS患者MBP水平较低或正常,缓解期也正常。因MBP水平增加也见于脑梗死等髓鞘破坏病变,检测又需特殊设备和试剂,所以它在诊断性试验中应用不广。已经证明MS患者CSF中髓鞘素组分如MBP、PLP、MAC和MOG等抗体生成细胞数明显增多,CSF中MBP、PLP多肽片段的自身应答性T细胞数也增加。MS是一种器官特异性炎症性疾病，CSF又紧邻炎症攻击的CNS靶器官，并易于获得，故检测CSF免疫细胞及免疫分子成为研究MS免疫发病机制的最佳途径。

(二)诱发电位检查

MS早期或MS脊髓型，当临床资料提示CNS仅有一个病灶时，视觉诱发电位(VEP)、脑干听觉诱发电位(BAEP)和体感诱发电位(SEP)等检查，以及视觉刺激知觉延迟、眼电图、眨眼反射及视觉图像闪光融合等可确定无症状病灶存在。国外报道，VFP异常见于约80%的临床确诊MS患者和约60%的临床可能或可疑MS患者。SEP的相应数值为69%和51%，BAEP(通常为波内潜伏期延长或第5波幅降低)分别为47%和20%。在Halliday和Mc Donald的系列研究中，50%～90%的MS患者有一项或多项试验异常。

(三)CT和MRI

1.CT

偶可意外显示脑部病损，双倍剂量造影剂和注药后一小时延迟CT可提高MS病情恶化时病灶显示率。应注意两点：①急性斑块可显示强化的环状病灶，类似脓肿或肿瘤。②类固醇治疗后脑室旁病灶可变得不明显，颇似CNS淋巴瘤。

2.MRI

MRI是检出MS病变高敏感性的理想方法，可发现小脑、脑干、视神经和脊髓的无症状性MS斑块；不仅可进行MS定位及定性诊断，连续MRI检查还可动态观察病灶进展、消退及转归，还可用于药物疗效评价。MS的MRI表现如下。

(1)侧脑室周围、半卵圆中心、胼胝体、胼胝体与脑室间可见类圆形或融合性斑块，T_1WI低信号、T_2WI高信号，大小不一，常见于侧脑室前角和后角周围(图6-2)，大融合性斑块多累及侧脑室体部，脑干、小脑、脊髓可见不规则斑块。

(2)病程较长伴脑室系统扩张、脑沟增宽等脑白质萎缩征象。

(3)T_2WI显示大脑白质MS斑块较好，质子密度加权像显示脑干和小脑斑块较清晰，T_1WI可鉴别MS陈旧与新鲜斑块，前者T_1WI呈明显低信号，注射Gd-DTPA后不强化，后者呈模糊等信号，有显著强化效应。Stewart等(1987年)发现80%确诊的MS病例MRI显示多灶病损；在Ormerod等的114例临床确诊MS患者中，除2例外均发现脑室旁T_2WI异常信号，除12例外均发现大脑白质分散病灶。脑室旁 T_2WI 高信号可见于多种病理过程，甚至正常老年人，但后者改变常较轻微，T_2WI 显示数个不对称界限清楚、紧邻脑室表面病灶常提示 MS，与纤维束走行一致的放射性分布脱髓鞘区更有诊断意义，急性期病灶有增强效应。

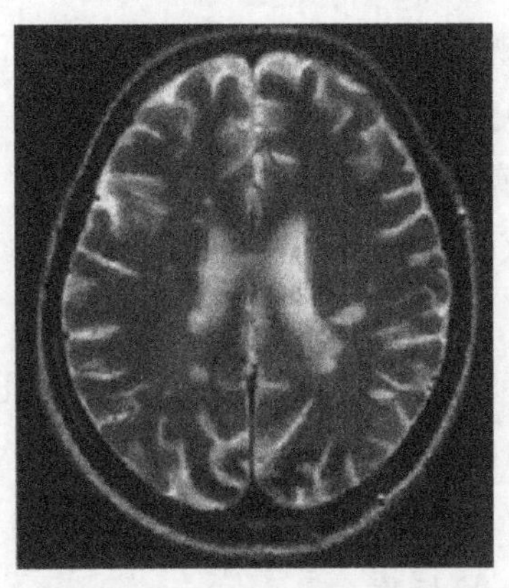

图 6-2 MRI 示 T_2WI 侧脑室周围白质多发性斑块

总之，MS 诊断需要提供时间上和空间上离散性病灶的证据，CSF-MNC 数、IgG 指数和 OB 检测可提供 MS 的免疫学证据，诱发电位、CT 和 MRI 检查可发现 MS 亚临床病灶，但没有任何一项实验室、电生理及神经影像学检查可以单独作为完全可靠的 MS 诊断依据。

九、诊断及鉴别诊断

（一）诊断

缓解-复发的病史及症状体征提示 CNS 有一个以上的分离病灶，是长期以来指导临床医师诊断 MS 的准则。然而，近年来磁共振成像和诱发电位等可以识别临床不明显的病损，使 MS 诊断不再只依靠于临床标准。目前国内尚无 MS 的诊断标准，长期以来沿用国外标准，如 Schumacher、McDonald 和 Poser 等诊断标准。

1.Schumacher 诊断标准

Schumacher（1965 年）临床确诊 MS 诊断标准：①病程中有 2 次或 2 次以上缓解复发，间隔1 个月；或呈进展型，病程 6 个月。②有 2 个或以上病变体征。③病变主要在神经系统白质。④发病年龄 10～50 岁。⑤排除其他病因。

2.McDonald（1977 年）诊断标准

（1）确诊的 MS：经尸体解剖确定。

（2）临床确诊 MS：①病史中有 2 次或 2 次以上缓解复发；②CNS 有 2 个或

2个以上分离性病灶的体征;③病变主要在CNS白质;④发病年龄10～50岁;⑤体征或症状存在的时间超过1年;⑥排除其他病因。

(3)早期可能或潜伏期MS:①提示MS的一次发作,CNS有2个或2个以上分离性病灶体征;②呈缓解-复发病程,仅1个与MS有关的病灶体征。

(4)进展性可能MS:①进行性截瘫病史;②CNS有2个或2个以上分离性病灶的体征;③排除其他病因。

(5)进展性可疑MS:①进行性截瘫病史;②仅有1个病灶体征;③排除其他病因。

(6)推测的MS:提示MS的一次发作,无病灶体征或仅有1个病灶体征;或者单侧或双侧复发性视神经炎,伴视神经以外的另一次发作,但无视神经以外的病灶体征。

3.Poser(1983年)诊断标准(表6-3)

表6-3 POSER(1983年)MS诊断标准

诊断分类	诊断标准(符合其中1条)
1.临床确诊MS	(1)病程中两次发作和两个分离病灶临床证据
	(2)病程中两次发作,一处病变临床证据和另一部位病变亚临床证据
2.实验室检查支持确诊MS	(1)病程中两次发作,一个临床或亚临床病变证据,CSF-OB/IgG
	(2)病程中一次发作,两个分离病灶临床证据,CSF-OB/IgG
	(3)病程中一次发作,一处病变临床证据和另一病变亚临床证据,CSF-OB/IgG
3.临床可能MS	(1)病程中两次发作,一处病变的临床证据
	(2)病程中一次发作,两个不同部位病变临床证据
	(3)病程中一次发作,一处病变临床证据和另一部位病变亚临床证据
4.实验室检查支持可能MS	病程中两次发作,CSF-OB/IgG,两次发作须累及CNS不同部位,须间隔至少一个月,每次发作须持续24小时

注:CSF-OB/IgG表示CSF寡克隆带阳性或CNS内IgG合成增加(即CSF-IgG指数增高)。

(1)临床确诊的MS(clinical definite MS,CDMS):①病程中有两次发作和两个分离病灶的临床证据;②病程中有两次发作,有一处病变的临床证据和另一不同部位病变的亚临床证据。

应注意两次发作必须涉及CNS不同部位,至少间隔1个月,每次发作须至少持续24小时。某些病史资料也可作为两处病变之一的临床证据，如50岁以下患者出现Lhermitte征，放射线检查已除外颈椎病；因严重位置觉、实体觉缺失使手运用不灵；50岁之前发生的典型视神经炎，视力丧失并伴眼球运动疼痛，或视力未完全丧失，但有视野缺损和辨色力障碍；有复视而无甲状腺疾病及先期眼眶外伤，当物体靠近任何一只眼睛时复视消失；40岁以前发生的三叉神经痛等。以病史材料作为病变临床诊断证据必须慎重，如医师未亲自观察到上述发作，需有患者亲友加以证实。高温诱导试验、诱发电位、脑部CT和MRI检查也是获取CNS病变的亚临床证据方法，神经心理学鉴定发现50岁以下患者有肯定的认知缺陷对诊断本病也有帮助。表现缓解-复发病程的典型病例诊断可能很少有疑义，但应注意其非典型临床经过及症状特点，如急性型、隐匿起病及缓慢进展病例，以及缺乏视神经炎等典型症状的患者。

(2)实验室检查支持确诊MS(laboratory-supported definite MS)：指CSF-IgG寡克隆带或CSF-IgG合成增加，患者血清无寡克隆带，血清IgG水平为正常范围，需除外梅毒、SSPE、类肉瘤病和胶原血管病等。

诊断标准：①病程中有两次发作，有一个临床或亚临床病变证据，CSF-OB阳性或CNS内IgG合成增加(表示为CSF-OB/IgG)；②病程中有一次发作，两个分离病灶的临床证据，并有CSF-OB/IgG；③病程中有一次发作，有一处病变的临床证据和另一不同部位病变的亚临床证据，并有CSF-OB/IgG。

应注意病史资料不能作为临床或亚临床证据。第一次检查时的两处病变必须不同时间存在，至少间隔一个月，这种时间间隔的要求旨在尽量不把急性播散性脑脊髓炎包括在内。进展型患者最初出现轻截瘫时，不应同时存在视神经受累的临床或亚临床证据，若二者同时存在，且病情稳定进展至少6个月，应诊断为MS。

(3)临床可能的MS(clinical probable MS,CPMS)：①病程中有两次发作和一处病变的临床证据，这两次发作必须涉及CNS不同部位，病史材料不能作为病灶的临床证据；②病程中有一次发作和两个不同部位病变的临床证据；③病程中有一次发作和一处病变的临床证据和另一不同部位病变的亚临床证据。

(4)实验室检查支持可能的MS(laboratory-supported probable MS)：病程中有两次发作和CSF-OB/IgG，两次发作须累及CNS不同部位，间隔至少一个月，每次发作持续24小时。

4.关于我国MS临床诊断标准的建议

从上述Schumacher、McDonald和Poser等3个诊断标准，可一窥MS临床诊断的发展沿革，随着检测手段进步，诊断可靠性提高。目前，Poser诊断标准被国际上广泛采用，实验室指标具有较好的预见性，VEP，BAEP、CSF-IgG指数和CSF-OB可使90%临床可能MS病例上升为实验室检查支持确诊的MS。然而，无论从临床应用或研究角度，都应尽量减少分类层次，便于临床及实验研究减少分组，尽量多地纳入临床确诊病例；McDonald和Poser标准都显得烦琐。实际上，相对于病理确诊而言，症状体征和实验室、电生理、影像学证据均应属于临床确诊，不能完全满足该标准为临床可能。目前国内外临床确诊MS都纳入CSF-OB/IgG标准，这几乎成为公认的惯例，并视为临床确诊的必要条件。1982年华盛顿MS诊断专题会议新诊断标准方案，将CSF-OB和CSF-IgG指数或24小时鞘内IgG合成率定为实验室指标，将诱发电位、CT或MRI定为亚临床隐匿性病灶证据。鉴于此，建议简化MS诊断标准，除病理确诊外，将临床诊断标准划分为两类（表6-4）。

表6-4　建议的MS分类标准

诊断分类	诊断标准
1.临床确诊MS (Clinical definite MS，CDMS)	(1)病程中有两次发作，CNS有两个分离病灶的临床证据，CSF OB/IgG(＋)
2.临床可能MS (Clinical probable MS，CPMS)	(1)病程中两次发作(不需是CNS不同部位)，一处病变临床证据 (2)病程中一次发作，两个不同部位病变临床证据 (3)病程中一次发作，一处病变临床证据，另一病变亚临床证据，CSF OB/IgG均为(＋)或(－)。符合其中1条即可。

注：病变亚临床证据系经CT、MRI、VEP和BAEP证实者。

(1)CDMS：①病程中有两次或两次以上发作；②CNS有两个或两个以上分离病灶的临床证据；③CSF寡克隆带阳性及/或CSF-IgG指数增高(CSF-OB/IgG)。

(2)临床可能的MS(clinical probable MS，CPMS)：①病程中有两次发作和一处病变的临床证据，两次发作并非必须涉及CNS的不同部位；②病程中有一次发作和两个不同部位病变的临床证据，或病程中有一次发作和一处病变的临床证据和另一不同部位病变的亚临床证据（经CT、MRI，VEP和BAEP等证实）；③有或无CSF-OB/IgG。

该建议标准体现MS作为CNS炎症性脱髓鞘性自身免疫疾病的两个临床特点，CNS多数病灶及病程中缓解-复发，也突出了MS的免疫学特点，CSF-IgG指数增高及CSF寡克隆带。该标准可简化地表示为2-2(＋)和2-1(＋&－)。①临床确诊MS(CDMS)：2-2(＋)，即2次发作和2个病灶，CSF-OB/IgG(＋)；

②临床可能 MS(CPMS):2-1(+&-),即 2 次发作和 1 个病灶,或 2 个病灶和 1 次发作,CSF-OB/IgG(+)或(-)。

多数 MS 患者年轻,生活正面临许多重要抉择,如教育、结婚和子女等,诊断须周密慎重。主要依据临床表现,结合必要的实验室、电生理及 MRI 检查,切忌轻率地把 MS 标签贴在患者身上,可导致医师注意力转移,将以后出现的任何神经事件都用 MS 解释,不考虑其他可能治愈的疾病。

(二)鉴别诊断

(1)ADEM:是急性炎症性脱髓鞘性或坏死性病变,ADEM 患者相对年轻,发病快,多有前驱病毒感染或疫苗接种史。表现广泛的 CNS 病变,出现多灶性神经功能障碍,呈自限性和单相性病程。可有发热、脑膜炎、意识障碍或昏迷等,MS 罕见。BBB 明显受损,幕下病变多见。98%的患者 MRI 显示脑室周围白质受累,40%有丘脑病变,可累及胼胝体,MS 很少累及丘脑和胼胝体。

(2)某些 MS 患者首发症状类似急性迷路性眩晕或三叉神经痛,细致神经系统检查可发现脑干受损体征,CSF 检查可能有帮助。亚急性进展病例累及传导束和脑神经可误诊脑干神经胶质瘤,病情缓解或 MRI 追踪可确诊,有些病例脑干症状可显著缓解。

(3)系统性红斑狼疮(SLE)、硬皮病、混合型结缔组织病和原发性胆管硬化等在 CNS 白质可出现多发病灶,SLE 可有复发。5%～10%的 MS 患者可检出抗核抗体或抗双链 DNA 抗体,MS 可与 SLE 并发。MRI 狼疮病灶与 MS 斑块类似,视神经和脊髓反复受累,临床连续发作类似 MS,狼疮病理损害为小梗死灶,少数病例可见炎性脱髓鞘。神经白塞病(Behcet 病)表现多灶性脑病症状,临床特征是反复发作虹膜睫状体炎、脑膜炎,口腔及生殖器黏膜溃疡,关节、肾和肺部症状等;单纯以神经症状发病者较难确诊。临床已注意到虹膜睫状体炎与 MS 联系,但有些病例后来证明为脑淋巴瘤。

(4)多发性脑海绵状血管畸形及小的脑干动静脉畸形伴多次出血发作,脑膜血管梅毒、某些少见的脑动脉炎可类似 MS 发作,血管造影可阴性,MRI 见小血管病变周围血液产物可证实诊断。神经系统以外结节性动脉周围炎或血管炎可产生类似 MS 多灶损害,有些少见病例表现复发性神经症状或类固醇反应性脊髓炎,鉴别困难,CSF-MNC 可达 100×10^{6}/L 或更多。

(5)地中海地区慢性型布鲁杆菌病、遍及北美和欧洲的莱姆病(Lyme disease,LD)均可导致脊髓病或脑病,影像学可见多发性白质病变。神经 Lyme 病除特征性慢性游走性红斑(ECM),30%～50%病例在 ECM 后 2～6 周发生脑

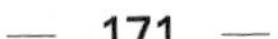

膜炎、脑炎、脑神经炎、运动和感觉神经炎等神经症状。急性传染病史和流行病史是重要鉴别点。

(6)MS脊髓型表现进行性痉挛性截瘫伴不同程度后索损害,易与颈椎病脊髓型混淆,但颈椎病患者常可见到由于脊神经根受累所致的颈部根性痛、颈椎固定和肌萎缩,MS少见。反之,腹壁反射消失、阳痿,膀胱功能障碍常见于脱髓鞘脊髓病早期,颈椎病不发生或晚期发生。颈椎病CSF蛋白明显增高,MS主要是IgG指数增高和出现CSF寡克隆带。最终判定MS脊髓型或颈椎病所致脊髓压迫靠MRI和CT脊髓造影。应注意急性脊髓炎MRI可见脊髓局部肿胀,有的患者因此做了毫无意义的椎板切除术。

(7)热带痉挛性截瘫(tropic spastic parapresis,TSP)或HTLV-Ⅰ相关脊髓病(HAM),是HTLV-Ⅰ感染后自身免疫反应。临床及检查颇似MS,如35~45岁发病,女性稍多,CSF细胞数可增多,淋巴细胞为主,多数患者CSF可见寡克隆带,VEP多表现单侧或双侧P_{100}潜伏期延长或伴波幅降低,BAEP表现波间潜伏期轻-中度延长,偶见单个波幅消失或降低,SEP提示脊髓内传导阻滞。与MS鉴别点:①隐袭发病后病情进行性加重;②突出特点是痉挛性截瘫,双下肢疲乏沉重,伴腰骶部疼痛,针刺或烧灼样向足部放射,多双侧受累,可先累及上肢;③部分患者首发症状是尿急、尿频和阳痿,下肢感觉异常,数月或数年后下肢力弱加重,痉挛步态,无明显肌萎缩,感觉异常逐渐减轻,括约肌障碍日趋明显;④肌电图和神经传导速度多正常或轻度神经源性损害;⑤放免或ELISA可检出血清和脑脊液HTLV-Ⅰ抗体。

(8)肌萎缩性侧索硬化(ALS)表现肌萎缩、肌束震颤及四肢锥体束征,无感觉障碍,发病年龄较晚,慢性进行性病程,易于鉴别。

(9)脊髓亚急性联合变性(SCD)特征性表现先出现对称性后束受累,再出现侧束受累,血清维生素B_{12}水平降低、胃酸缺乏,巨细胞性贫血,Schilling试验可确定维生素B_{12}吸收障碍。

(10)扁平颅底与颅底凹陷症常合并发生,特点:①多在成年后起病,缓慢进行性加重;②患者常有短颈、后发际低,颈部活动稍受限,声音嘶哑、吞咽困难、构音障碍和舌肌萎缩等后组脑神经症状,枕项部疼痛,颈强直,上肢麻木、肌萎缩和腱反射减弱等颈神经根症状,四肢无力、瘫痪及锥体束征、吞咽及呼吸困难等上颈髓及延髓症状,眼球震颤和小脑性共济失调等小脑症状,少数患者有椎基底动脉供血不足、颅高压症状;③可合并小脑扁桃体下疝畸形,导水管狭窄和脊髓空洞症等;④X线摄片测量枢椎齿状突位置是确诊本病的重要依据。

(11)Arnold-Chiari 畸形(不伴脊髓脊膜突出)可误诊为 MS。该畸形临床特点:①延髓和上颈髓受压症状,如偏瘫或四肢瘫,腱反射亢进,锥体束征阳性,感觉障碍,尿便障碍和呼吸困难等;②脑神经和颈神经根症状如面部麻木、复视、耳鸣、听力障碍,构音障碍、吞咽困难和枕下部疼痛;③眼球震颤及步态不稳等小脑症状;④头痛和视盘水肿等颅高压症;⑤脑干及上段颈髓受压,周围蛛网膜粘连增厚形成囊肿,延髓和颈髓可因受压缺血及脑脊液压力影响而形成继发性脊髓空洞症,出现相应症状;⑥头部 MRI 矢状位可清晰显示小脑扁桃体下疝及继发囊肿、脊髓空洞症等,是诊断的重要依据。还应注意 MS 与枕大孔、桥小脑角、斜坡和后颅窝肿瘤导致的神经综合征鉴别。有时一个孤立的脑干病变可给人以播散性病灶的印象,误认为是脑干、小脑、低位脑神经及上位颈髓等多部位症状和体征。应掌握的准则是,当患者所有症状和体征能被脑-脊髓轴一个区域病损解释时,则不应做出 MS 诊断。

(12)遗传性共济失调常可通过家族发病及相关遗传特征、隐匿起病、缓慢稳定进展和固定临床表现加以区别;腹壁反射和括约肌功能可不受损,通常有弓形足、脊柱后侧凸和心脏疾病等支持遗传病的诊断。

(13)大脑淋巴瘤包括较常见的血管中心淋巴瘤,其脑室旁病损在 MRI 可与 MS 斑块极类似,并导致 CNS 多灶性、复发性和类固醇反应性疾病,但 CSF 中寡克隆带缺如。

十、治疗

多年来 MS 的许多治疗方法被认为是成功的,但必须注意到该病自然缓解的特性。目前多数治疗方法都基于 MS 作为器官特异性自身免疫性疾病的假说,由于迄今尚未找到 MS 特有的免疫异常证据,目前治疗的主旨在于抑制炎症性脱髓鞘病变进程,防止急性期病变进展恶化及缓解期复发,晚期采取对症及支持疗法,减轻神经功能障碍。治疗方法的选择主要依据病程分类,即复发-缓解型和进展型。

(一)复发-缓解型 MS 治疗

1.促皮质素及激素

促皮质素及激素类主要治疗 MS 急性发作及复发,有抗炎、免疫调节、恢复 BBB 功能、减轻水肿及改善轴索传导等作用,缩短急性期和复发期病程。已证明对临床症状、体征和 MRI 显示病损有作用。主张大剂量短程疗法,近期有效率达 74.8%,远期疗效尚不确定。临床常用药物如下。

(1)甲泼尼龙:显效较快,作用持久,不良反应较小,促进急性发作的恢复优于 ACTH 及其他皮质类固醇制剂,近年有取代后者的趋势。中度至严重复发病例可用 1 000 mg/d 加于 5%葡萄糖 500 mL 静脉滴注,3~4 小时滴完,连用 3~5 天为 1 个疗程。继以泼尼松 60 mg/d 口服,12 天后逐渐减量至停药。

(2)促肾上腺皮质激素:20 世纪 70~80 年代很流行,可促进复发的恢复。80 U/d静脉滴注或肌内注射 1 周;减量为 40 U/d,用 4 天;20 U/d,4 天;10 U/d,3 天。

(3)泼尼松:80 mg/d 口服 1 周;减量为 60 mg/d,用 5 天;40 mg/d,5 天;以后每 5 天减10 mg,4~6 周为 1 个疗程。

(4)地塞米松:30~40 mg 加入生理盐水 50 mL 静脉缓慢推注,5 分钟内注完,短时间使血药浓度达到高水平,迅速有效抑制免疫活性细胞,缓解临床症状,1~2 次可望完全控制急性发作。此药不良反应较大,半衰期较长,对水电解质代谢影响较大。为避免复发可在第 1、3、5、8 和15 天注射 5 次。也可用地塞米松 20 mg 加甲氨蝶呤 10 mg 鞘内注射,对急性发作及重症者效果好,可 1 周后再行第 2 次注射。

激素应用大剂量很重要,如大剂量甲泼尼龙冲击疗法对终止或缩短急性或亚急性 MS 或 ON 恶化有效,也可口服泼尼松 60~80 mg/d,优点是不需住院。临床经验提示,严重发作尤其脊髓炎对大剂量静脉给药反应迅速,但急性恶化 MS 可无反应,有些患者疗程结束后一个月或更长时间疗效不明显,无明显可影响病程或预防复发的证据,激素用药时间通常限制在 3 周内,如症状反复可延长用药时间。短期用药很少产生不良反应,可有失眠,或抑郁、急躁等,超过数周易出现肾上腺皮质功能亢进,如高血压,高血糖、糖尿病失控、骨质疏松、髋臼无菌性坏死、白内障和较少见胃肠道出血和结核病活动。适量补钾是必要的。经验表明,激素隔天用药几乎无效,连续口服易耐受,每月一次大剂量激素静脉滴注药脉冲疗法可使某些患者免于复发。

2.β-干扰素疗法

3 种类型干扰素(interferon,IFN)即 IFN-α、β 和 γ 均曾用于 MS 治疗。IFN-α 和 IFN-β 称为Ⅰ型干扰素。分别由白细胞和成纤维细胞产生,有较强的抗病毒作用;IFN-γ 为Ⅱ型干扰素,由 T 细胞产生,有较强免疫调节作用。MS 患者非特异性抑制细胞效应明显减低,IFN-α 及IFN-β可增强抑制功能;IFN-γ 可增强 MS 病灶中活性小胶质细胞和血管周围浸润细胞表达 MHC-Ⅱ,使病情加重。IFN-β 有免疫调节作用,IFN-β1a 和 IFN-β1b 两类重组制剂已作为治疗 R-R 型 MS 推荐用药在美国和欧洲被批准上市。IFN-β1a 是糖基化重组哺乳动物细胞产物，氨基酸序列与天然 IFN-β 相同，IFN-β1b 是非糖基化重组细菌细胞产物，17 位上丝氨酸为半胱氨酸所取代。

IFN-β1a 治疗首次发作 MS 可用 22 μg 或 44 μg，皮下注射，1～2 次/周；确诊的 R-R MS，22 μg，2～3 次/周。耐受性较好，发生残疾较轻。IFN-β1b 为 250 μg，隔天皮下注射。IFN-β1a 和 IFN-β1b 均需持续用药 2 年以上，通常用药 3 年疗效下降。常见不良反应为流感样症状，持续24～48 小时，2～3 个月后通常不再发生。IFN-β1a 可引起注射部位红肿及疼痛、肝功能损害及严重变态反应如呼吸困难。IFN-β1b可引起注射部位红肿、触痛，偶引起局部坏死、血清转氨酶轻度增高，白细胞减少或贫血。妊娠时应立即停药。

IFN-β 主要用于 MS 缓解期治疗，剂量应个体化。两类 IFN-β 均可减少 MS 临床复发率和 MRI 显示的疾病活动，耐受性均较好，患者对 IFN-β1a 耐受似乎更好。38%患者用药 3 年后疗效下降，治疗 1 和2 年后分别 14%和 22%的患者血清 IFN-β1a 中和活力降低。IFN-β 疗法理想的治疗时机、持续时间、长期疗效及哪种制剂疗效更好等有待解决，长期用药风险未定，轻症患者慎用，对每例患者应行药物风险及疗效评估。重组 IFN-α2a 治疗 R-R 型 MS 停药 6 个月复发，说明疗程应更长。IFN-β1b 研究提示患者治疗反应可持续 5 年。6 个月内病情持续进展和血清出现 IFN-β 中和抗体为停药指征。

3.醋酸格拉太咪尔

也称为 Copolymer Ⅰ，用量 20 mg，1 次/天，皮下注射。本药是人工合成的亲和力高于天然 MBP 的无毒类似物，是*L*-丙氨酸、乙谷氨酸、*L*-赖氨酸和*L*-酪氨酸以 6.0∶1.9∶4.7∶1.0 mol/L 浓度比偶然合成的多肽混合物，免疫化学特性模拟抗原 MBP，作为“分子诱饵”进行免疫耐受治疗，可作为 IFN-β 治疗R-R型 MS 的替代疗法，国际 MS 协会推荐 Glatiramer acetate 和 IFN-β 作为 MS 复发期的首选治疗。本药耐受性较好，但注射部位可产生红斑，约 15%的患者注射后出现暂时性面红、呼吸困难、胸闷、心悸和焦虑等。Glatiramer acetate 和 β-干扰素两种新疗法展示了适当改变本病自然史的希望。

4.硫唑嘌呤

2～3 mg/(kg·d)口服。可抑制细胞和体液免疫，降低 MS 复发率，但不能影响残疾进展。可试用于 IFN-β 和乙酸 glatiramer 治疗无效的 R-R 型患者，对 ON 和复发性脊髓炎也可能有效。硫唑嘌呤长期疗法是否增加非霍奇金淋巴瘤或皮肤癌的危险尚未确定。

5.大剂量免疫球蛋白静脉输注(IVIg)

0.4 g/(kg·d),连续5天。对降低R-R型患者复发率有肯定疗效,但最好在复发早期应用。可根据病情需要每月加强治疗1次,用量仍为0.4 g/(kg·d),连续3～6个月。

(二)进展型MS治疗

与R-R型比较,进展型MS患者治疗反应较差,激素无效,可采用非特异性免疫抑制疗法。临床常用药物有以下几种。

(1)甲氨蝶呤(methotrexate,MTX):抑制二氢叶酸还原酶,可抑制细胞及体液免疫,并有抗炎症作用。65例非卧床慢性进展型并有中-重度残疾MS患者,用MTX每周7.5 mg,治疗2年,与安慰剂组比较,病情持续恶化显著减轻。可用于进展性恶化患者,继发进展型疗效尤佳,临床取得中等疗效时毒性很小。

(2)环磷酰胺:一种强细胞毒及免疫抑制药,最适宜治疗快速进展型MS,特别是甲氨蝶呤治疗无效者。大剂量静脉给药单盲对照试验,不论是否追加注射对慢性进展型均有效;每月给予冲击量也可降低R-R型恶化率。毒副作用有脱发,恶心、呕吐、出血性膀胱炎、白细胞计数减少、心肌炎、不孕症和肺间质纤维化等。其他抗肿瘤药如硫唑嘌呤、可拉屈滨和米托蒽醌可能有助于终止继发进展型MS病情进展,但尚无定论。

(3)环孢素A(cyclosporine A,CsA):强力T细胞激活免疫抑制药,间接影响抗体生成。用药2年可延迟完全致残时间。剂量应在2.5 mg/(kg·d)之内,＞5 mg/(kg·d)易发生肾中毒,需监测血清肌酐水平(＜13 mg/L),为减少毒性可分2～3次口服。84%的患者出现肾脏毒性,高血压常见。

(4)最近临床及MRI研究提示,IFN-β1b(及可能IFN-β1a)可降低继发进展型MS病情进展速度。确诊的SPMS可用IFN-β1a 44 μg,2～3次/周,皮下注射。

(三)对症治疗

病变原发性症状、并发症及功能障碍导致精神和躯体症状可使患者陷入极端痛苦,影响正常休息和恢复。处理MS这种慢性致残性疾病时,医师对患者的同情心非常重要,要耐心向患者提供有关日常生活、婚姻、妊娠、用药和预防接种等方面建议,解释他们所患疾病性质和症状,应始终强调疾病的乐观方面,患者期望对病情和预后有一个坦诚的评价,许多患者认为预后不确定要比实际上病残还糟糕。

(1)规定足够的卧床休息期和康复期,保证病情最大限度地恢复,防止过度疲劳和感染,使用康复措施如牵拉带、轮椅、坡路行走、升降器,手控电瓶车等来推迟疾病的卧床期。卧床患者可使用压力转换床垫、硅树脂凝胶垫等预防褥疮。

(2)疲劳是 MS 患者常见主诉,常与急性发作有关,盐酸金刚烷胺(早晨和中午各 100 mg)或匹莫林(早晨 25～75 mg)可在一定程度上缓解症状。

(3)膀胱直肠功能障碍是治疗中的严重问题,氯化氨基甲酰甲基胆碱有助于缓解尿潴留。监测残余尿量可预防感染,尿量达 100 mL 通常可被较好耐受。尿急或尿频(痉挛性膀胱)较常见,溴丙胺太林或盐酸奥昔布宁可使逼尿肌松弛,最好间断用药。尿潴留患者宜采取间断插导尿管方法,患者自行插管,并可减少尿路感染危险性。严重便秘可间断灌肠,肠管训练法也可能有效。

(4)严重痉挛性截瘫和大腿痛性屈肌痉挛:巴氯苯鞘内注射可能有效,可安置微型泵及内置导管;痉挛程度较轻患者口服即可有效。背侧脊神经前根切断术、脊髓切开术和闭孔神经碾压术等外科方法可使症状长期缓解。

(5)震颤:由肢体轻微运动引发的严重震颤,单侧性可采用丘脑腹外侧核切开术治疗。Hallett 等报道该型严重姿势性震颤可用异烟肼治疗,300 mg/d 口服,每周增加 300 mg,直至1 200 mg/d。每天并用吡哆醇 100 mg。少数用卡马西平或氯硝西泮有效。

(四)治疗前景

口服及鼻黏膜免疫耐受治疗显示临床应用前景,但仍需改进。Weiner 在 30 例早期 R-R 型 MS 患者(入院前 24 个月至少经历 2 次确定临床发作)进行口服耐受临床试验,随机双盲分为2 组,每组 15 例,治疗组每天口服牛髓鞘素 300 mg,对照组服安慰剂,时间 1 年。发现治疗组反应因 HLA-DR2 表型不同而异,6 例 HLA-DR2 阴性治疗组患者无一例发作,较安慰剂组有显著改善,9 例 HLA-DR2 阳性患者中 6 例仍有临床发作。最近 515 例 R-R 型 MS 患者双盲、安慰剂对照单次剂量牛髓鞘素口服耐受三期临床试验并未发现治疗组与对照组复发次数有差异,但 MRI 显示治疗有效。

特异性阻断 T 细胞受体与髓鞘素肽段结合可有效抑制 EAE 发病,但免疫抑制有赖于删除或阻断自身应答性 T 细胞,该途径因免疫反应异质性和髓鞘素决定簇的复杂性而受到限制,分子内及分子间决定簇扩散更使其受到限制。Linomide 非特异性免疫调节、TNF-α 可溶性受体细胞因子、转移生长因子-β (TGF-β)和 IL-10 等抗炎症性细胞因子的应用均在试验之中。

近年研究发现,趋化因子可能与炎性细胞进入 CNS 有关,其中调节活化因子(RAN-TES)和单核细胞炎性蛋白(MIP-1)与 MS 的缓解复发有关。Karpus 等人报道抗 MIP-1α 抗体可阻止被动转移的 EAE 发展,这种保护作用可能对 EAE 有治疗价值。

T 细胞受体疫苗包括两种,即减活或灭活同源或自体自身反应性 T 细胞和 TCR 肽段疫苗。动物实验显示对预防和治疗 EAE 有效,临床试验用射线灭活的自体 MBP 反应性 T 细胞克隆可诱发 $CD8^+$ T 细胞的溶细胞反应,特异性识别、溶解及清除患者循环内 MBP 反应性 T 细胞。树突细胞(DC)是抗原呈递细胞,发挥重要免疫调节作用,近年发现在 MS 有致病性和促恢复双重作用,不同的 DC 可诱导不同的 Th_1/Th_2 反应,部分 DC 起修饰 T 细胞、启动免疫作用,部分诱导 T 细胞耐受,认为 DC 有可能成为治疗 MS 的突破口。病理性抗体也是潜在治疗靶目标,胶质细胞移植或基因重组生长因子刺激髓鞘再生,目前还处于实验阶段。

十一、预后

(一)MS 病程特点及影响因素

患者初次发作后可完全缓解,较少数出现一系列恶化,严重时导致四肢瘫和假性延髓性麻痹,每次均完全缓解。McAlpine 和 Compston 计算,MS 复发率为 0.3～0.4 次/年,McAlpine 病例中,1 年内复发占 30%,2 年内约 20%,5～9 年约 20%,10～30 年约 10%。约 10%病例开始即呈进展性病程,多为表现痉挛性截瘫的脊髓型。妊娠对 MS 无不利影响,但产后数月病情恶化风险可增高 2 倍。

(二)MS 临床类型与病程及顶后

MS 临床类型不同,病程差异颇大,预后迥异。绝大多数预后较乐观,病后存活期长达20～30 年。极少数急性型病情进展迅猛,可于发病后数周内死亡,少数病后数月或数年死亡。明尼苏达州 Rochester 常居人口 60 年评估显示,74%的 MS 患者存活 25 年,25 年时 1/3 存活者仍工作,2/3未卧床。

(三)预后分型

与病程分类相似,按疾病进展和预后分 4 型。

1.良性型

急性起病,复发次数少,可完全或基本缓解,病程 10 年以上仍功能正常或轻度残疾,约占 10%。

2.复发-缓解型

急性起病,反复发作,可部分缓解或有数月至数年缓解期,每次发作均使症状加重，占50%～60%。

3.缓解进展型

发病初期同复发，缓解型，多急性起病、反复发作，其后缓解越来越少，病情进行性加重，占 20%～30%。

4.慢性进展型

慢性隐匿起病，逐渐加重或阶梯进展，无明显缓解，病残发生早且重，占10%～20%。

预后类型常与发病年龄有关，良性型、复发-缓解型和缓解进展型发病年龄27～30 岁，急性、亚急性起病进展慢，预后较好。慢性进展型平均发病年龄43 岁，单一症状较多发症状易缓解，单发症状中，复视、球后视神经炎和眩晕较痉挛性瘫、共济失调等预后好。文献报告 MS 第 1 年最可能复发，前 5 年内复发和严重残疾可能最大。

(四)病变迅速恶化及预后不良指征

(1)发病后呈进展性病程。

(2)出现运动及小脑体征。

(3)前两次复发间隔期短，复发后恢复较差。

(4)发病时 MRI 的 T_2WI 可见多发病灶。

参考文献

[1] 夏健,陈华,袁叶.神经内科疾病全病程管理[M].北京:化学工业出版社,2022.
[2] 费才莲,尹又,杨亚娟.神经内科疾病小课堂[M].北京:化学工业出版社,2020.
[3] 李艳丽,张亚娟,郭森.神经内科疾病诊断与治疗[M].北京:中国纺织出版社,2020.
[4] 于春华.神经内科常见病诊疗[M].上海:上海交通大学出版社,2020.
[5] 张卓伯,徐严明.神经内科疑难病例解析[M].北京:科学出版社,2022.
[6] 曾湘良.神经内科疾病诊疗指南[M].天津:天津科学技术出版社,2020.
[7] 陈艳芳.神经内科诊断与治疗精要[M].哈尔滨:黑龙江科学技术出版社,2020.
[8] 李秋菊,李立,毕胜男,等.神经内科常见疾病诊断与治疗[M].上海:上海科学技术文献出版社,2022.
[9] 王强.神经内科疾病临床诊治与进展[M].北京:中国纺织出版社,2020.
[10] 胡春荣.神经内科常见疾病诊疗要点[M].北京:中国纺织出版社,2022.
[11] 赵静.神经内科疾病临床诊断与治疗[M].天津:天津科学技术出版社,2020.
[12] 金刚.现代神经内科疾病诊治[M].天津:天津科学技术出版社,2021.
[13] 孙原.现代神经内科临床诊疗实践[M].北京:科学技术文献出版社,2020.
[14] 鹿嫚.神经内科疾病诊治处理与康复[M].长春:吉林科学技术出版社,2022.
[15] 席富强.神经内科疾病诊治与介入应用[M].北京:科学技术文献出版社,2020.
[16] 付劭静.临床神经内科疾病诊治[M].南昌:江西科学技术出版社,2021.
[17] 宋丽娟.神经内科疾病诊治方案[M].沈阳:沈阳出版社,2020.

[18] 王昆祥.现代神经内科疾病的综合治疗实践[M].北京:中国纺织出版社,2022.

[19] 牛奔.新编神经内科诊疗精要[M].天津:天津科学技术出版社,2020.

[20] 张世生.临床神经内科诊断学[M].沈阳:沈阳出版社,2020.

[21] 魏佳军,曾非.神经内科疑难危重病临床诊疗策略[M].武汉:华中科技大学出版社,2021.

[22] 刘增玲.神经内科常见疾病诊断指南[M].长春:吉林科学技术出版社,2020.

[23] 樊书领,钟柳明,朱钦辉,等.神经内科疾病诊疗与康复[M].开封:河南大学出版社,2021.

[24] 梁燕.现代神经内科疾病诊治与手术指导[M].南昌:江西科学技术出版社,2021.

[25] 张雪芳.神经内科临床诊疗方法[M].北京:科学技术文献出版社,2020.

[26] 高媛媛.神经内科常见疾病检查与治疗[M].哈尔滨:黑龙江科学技术出版社,2021.

[27] 初志飞.神经内科疾病检查与诊治[M].哈尔滨:黑龙江科学技术出版社,2020.

[28] 黎红,李昆泉,庞敬涛.神经内科疾病临床诊疗学[M].天津:天津科学技术出版社,2020.

[29] 王文浩,赵红英,张惠芳,等.神经内科医师处方手册[M].郑州:河南科学技术出版社,2020.

[30] 杨蓉,李银萍,蒋艳,等.漫话神经内科疾病[M].北京:人民卫生出版社,2021.

[31] 刘丽霞.新编神经内科治疗方案[M].沈阳:沈阳出版社,2020.

[32] 滕军放,刘章锁,王伟.神经内科疾病 100 问[M].郑州:郑州大学出版社,2021.

[33] 毛洪兵.神经内科常见病诊疗与康复[M].长春:吉林科学技术出版社,2020.

[34] 张旭,王海娟,王霞.神经内科疾病诊断与治疗[M].长春:吉林科学技术出版社,2021.

[35] 周长伟.神经内科疾病诊断与治疗精要[M].天津:天津科学技术出版社,2021.

[36] 张业森,尚毓淳,姜之全,等.经皮球囊压迫术与微血管减压术治疗三叉神经痛的临床疗效比较[J].实用临床医药杂志,2022,26(2):34-37.

[37] 来小音,毕抓劲,杨雪莲,等.支链氨基酸在重症肌无力患者血中的变化及其免疫调节作用研究[J].神经损伤与功能重建,2022,17(1):9-12.

[38] 胡焓,冯丹,田佳玉,等.天麻素对坐骨神经痛模型大鼠 TNF-α/STAT3 通路及痛觉敏感性的影响[J].中国免疫学杂志,2022,38(18):2209-2215.

[39] 马娜,刘远洪,张盼盼,等.甲泼尼龙琥珀酸钠治疗急性期多发性硬化症的临床效果[J].临床医学研究与实践,2023,8(8):21-23.

[40] 姚庆宇,马龙冰,訾凤增.脊髓空洞症大鼠模型长期稳定性评价[J].中国现代神经疾病杂志,2022,22(8):662-668.